U0005481

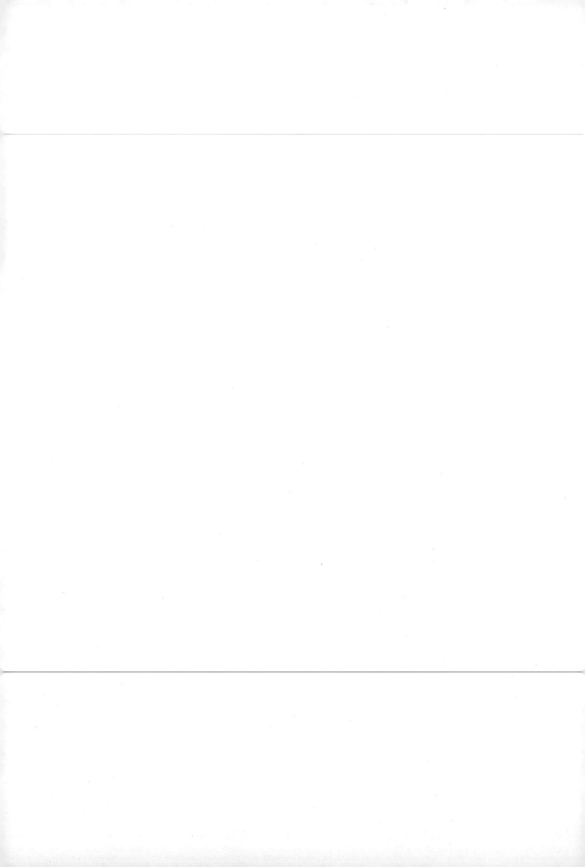

圖解版

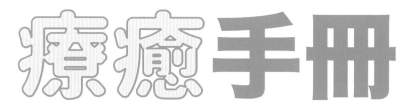

經絡按摩
療癒手冊

吳明霞——編著

副主編：張霖云、林銀英

編 委：萬　寧、朱定鈺、韓　凡、鄭曉艷、李　圓、邱建清

晨星出版

目 錄

PART I・常見病症特效按摩法

第一章・成人常見病症特效按摩法

第二章・小兒常見病症特效按摩法

PART II・十四經穴圖解

第三章・手太陰肺經

註：本書所涉及的日常常用穴，目錄中以 ✪ 標示出

第四章・手陽明大腸經

第五章‧足陽明胃經

第六章‧足太陰脾經

第七章・手少陰心經

第八章・手太陽小腸經

第九章・足太陽膀胱經

第十章・足少陰腎經

第十三章・足少陽膽經

第十四章・足厥陰肝經

第十五章・任脈

第十六章・督脈

PART III ・ 經外奇穴與兒童按摩特定穴

第十七章 ・ 經外奇穴

附錄・穴名筆畫索引

• PART I •
常見病症特效按摩法

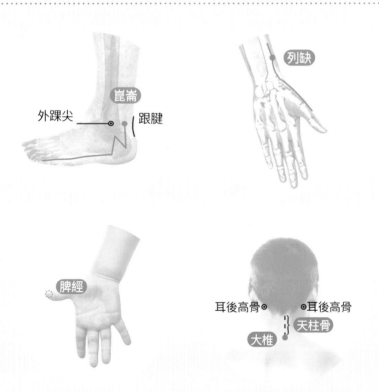

書中均以人體標準解剖學方位作方向說明，橈骨和拇指
在同一側（橈側），尺骨和小指在同一側（尺側）。

鼻出血	鼻炎

按揉**上星**5分鐘，以痠脹為度。

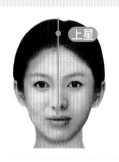

點按**風池**，以痠脹為度，每日2次。

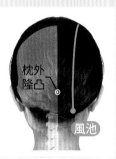

按揉**陰郄**，至出血停止。

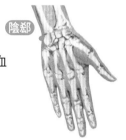

點按**懸釐**，以痠脹為度，每日2次。

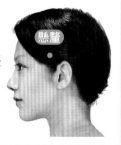

按揉**崑崙**5分鐘，以不出血為度。

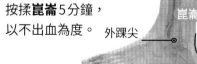

點按**迎香**，以痠脹為度，每日2次。

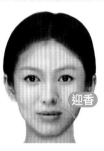

用食指和中指按揉**迎香**50次。

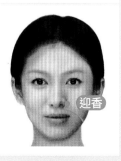

以拇指按揉**合谷**，每次5分鐘，每日2次。

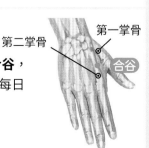

近　視	結膜炎
拇指點按**絡卻**5分鐘，以痠脹為度，每日2次。 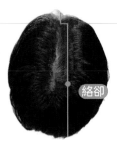	拇指掐按**陰都**3～5分鐘，以輕微疼痛為度。 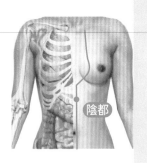
拇指點按**睛明**5分鐘，以痠脹為度，每日2次。 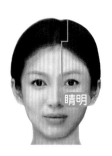	閉眼，拇指、食指掐揉**耳尖**，以輕微疼痛為度。 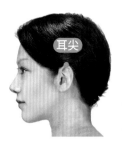
拇指點按**攢竹**5分鐘，以痠脹為度，每日2次。 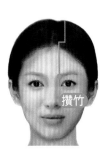	閉眼，拇指按揉**太陽**，以痠脹為度。 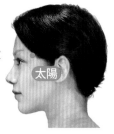
用食指、中指點按**太陽**5分鐘，以痠脹為度，每日2次。 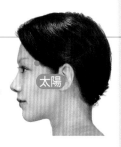	拇指按揉**攢竹**3～5分鐘，以痠脹為度。 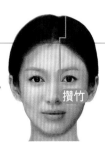

耳鳴、耳聾	中耳炎

拇指按壓**翳風**
3～5分鐘，以
痠脹為度。

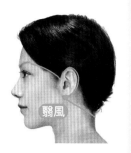

拇指按壓**完骨**
3～5分鐘，以
痠脹為度。

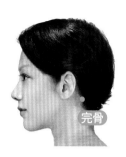

食指按壓**聽宮**，往
耳屏方向用力。

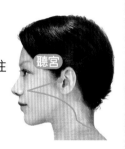

食指按壓聽宮，往
耳屏方向用力。

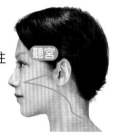

拇指指甲掐於**中渚**，
輕輕撥動5分鐘，
以脹痛為宜。

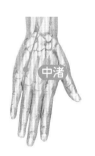

拇指指甲掐於**中渚**，
輕輕撥動5分鐘，以
脹痛為宜。

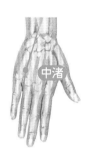

拇指揉雙側**太溪**5分鐘，
以痠脹為度，每日2次。

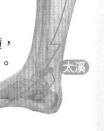

拇指按壓**顱息**
3～5分鐘，以
痠脹為度。

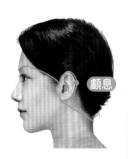

後頭痛	偏頭痛
拇指向上彈撥**天柱**，以脹痛緩解為度。 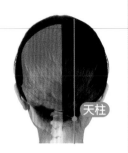	點按**率谷**，以痠脹為度，每日2次。 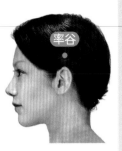
拇指按壓**腰痛點**，以脹痛緩解為度。 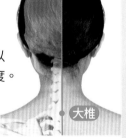	點按**角孫**，以痠脹為度，每日2次。 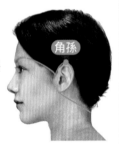
拇指彈撥**大椎**，以局部疼痛緩解為度。 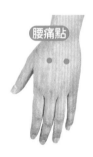	拇指向上彈撥**風池**，以脹痛緩解為度。 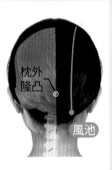
拇指按揉**崑崙**，以痠脹為度。 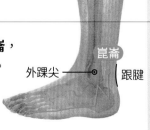	拇指指甲掐於**外關**，以局部脹痛為度（有電麻感更佳）。 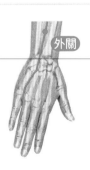

頭　痛	三叉神經痛

拇指指甲掐於**少衝**，以局部脹痛為度（類似針刺感為佳），持續3分鐘。

拇指按壓**列缺**，力至橈骨面，上下按揉，持續3～5分鐘。

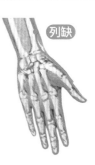

拇指指甲掐於**關衝**，以局部脹痛為度（類似針刺感為佳），持續3分鐘。

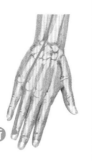

拇指指甲掐於**三間**，上下搓揉3～5分鐘。

第二掌骨　第一掌骨

三間

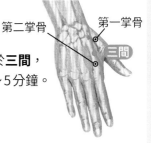

拇指按壓**列缺**，力至橈骨面，上下按揉，持續3～5分鐘。

列缺

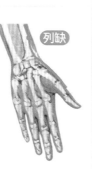

食指按揉**四白**，以痠脹為度。

四白

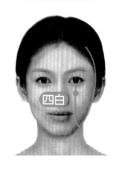

拇指向上彈撥**風池**，以脹痛緩解為度。

枕外隆凸

風池

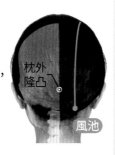

拇指按壓**大迎**，配合口的開合3～5分鐘。

大迎

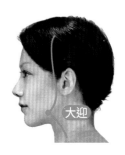

失　眠	中風後遺症
拇指點按**神庭**5分鐘，以痠脹為度，每日睡前按壓。 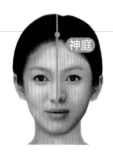	拇指彈撥**大椎**，以局部疼痛緩解為度，每日2次。 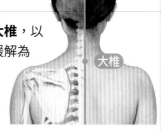
拇指點按**安眠**5分鐘，以痠脹為度，每日睡前按壓。 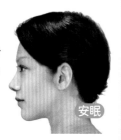	拳敲**肩井**，以局部肌肉痠脹為度，每日2次。 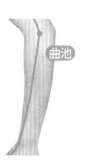
拳輕敲**命門**50次。 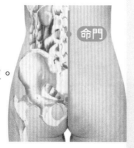	拍打**曲池**，以局部肌肉痠脹為度，每日2次。
拇指點按**魚腰**5分鐘，以痠脹為度，每日睡前按壓。 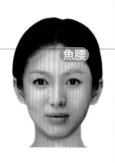	按揉**手三里**，以局部肌肉痠脹為度，每日2次。 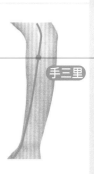

阿茲海默症

兩手食指重疊稍用力按壓**百會**，停留片刻後鬆開，反覆5～6下，每日2次。

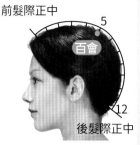

前髮際正中

百會

5

12

後髮際正中

兩手食指按揉**四神聰**，每個穴位1分鐘，力度稍重，每日2次。

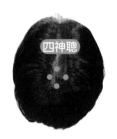

四神聰

拇指稍用力按壓**內關**，停留片刻後放鬆，反覆5～6下，每日2次。

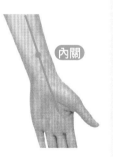

內關

拇指稍用力按壓**神門**，停留片刻後放鬆，反覆5～6下。同法按壓對側**神門**，每日2次。

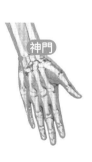

神門

牙 痛

拇指指甲掐於**內庭**，以局部疼痛為度。

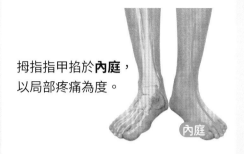

內庭

拇指指甲掐於**厲兌**，以局部疼痛為度。

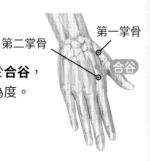

厲兌

拇指指甲掐於**合谷**，以局部疼痛為度。

第二掌骨

第一掌骨

合谷

拇指按揉**下關**，以痠脹為度，配合口的開合運動。

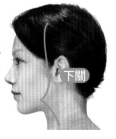

下關

咽　痛	慢性咽炎
拇指按揉**天突**10～20次，配合吞咽動作。 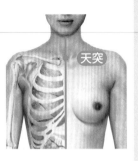	拇指按揉**廉泉**10～20次，配合吞咽動作。 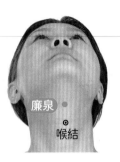
拇指按揉**大鐘**3～5分鐘，以痠脹為度。 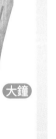	拇指按揉**湧泉**3～5分鐘，以痠脹為度。 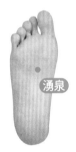
拇指按揉**太溪**3～5分鐘，以痠脹為度。 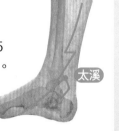	拇指按揉**魚際**3～5分鐘，以痠脹為度。 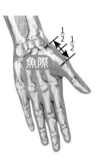
拇指按揉**合谷**3～5分鐘，以痠脹為度。 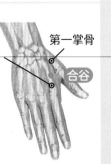	拇指按揉**太溪**3～5分鐘，以痠脹為度。

肩周炎　頸椎病

拇指按揉**肩髃**，以
痠脹為度，配合肩
部活動，每日2次。

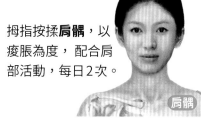

拇指彈撥**大椎**，
以局部疼痛緩解
為度，每日
2次。

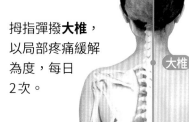

拇指按揉**肩井**，以
痠脹為度，配合肩
部活動，每日2次。

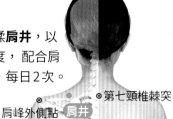

第七頸椎棘突
肩峰外側點　肩井

拇指向上彈撥
天柱，以脹痛
緩解為度。

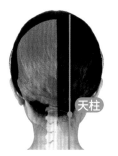

拇指按揉**條口**，以
痠脹為度，配合肩
部活動，每日2次。

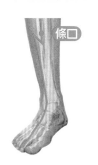

拇指指甲掐於**後溪**，
以輕微疼痛為度，
並輕緩活動頸椎。

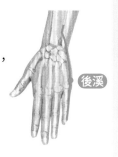

拇指按揉**犢鼻**，
以痠脹為度。

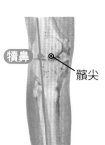
犢鼻
髕尖

左右彈撥頸**夾脊**，
以局部疼痛緩解
為度，並輕緩活
動頸椎。

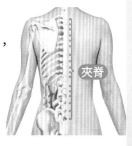

急性腰扭傷	坐骨神經痛
拇指點按**晴明**5分鐘，以痠脹為度，每日2次。 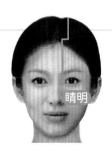	屈肘，以肘部突起部著力於**中瀆**，以痠脹為度，每日2次。 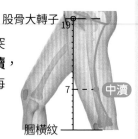
拇指點按**攢竹**5分鐘，以痠脹為度，每日2次。 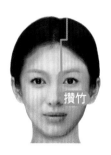	屈肘，以肘部突起部著力於**環跳**，以痠脹為度，每日2次。 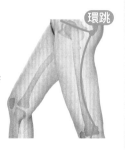
拇指點按**水溝**1～2分鐘，以痠脹為度，每日2次。 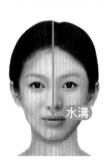	拳敲**風市**3～5分鐘，以痠脹為度，每日2次。 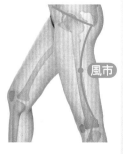
拇指按揉**養老**，活動腕關節，每日2次。 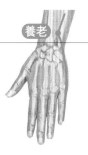	拇指按揉**陽交**3～5分鐘，以痠脹為度，每日2次。 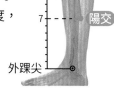

落　枕	腰肌勞損

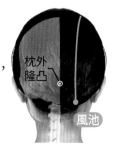

拇指向上彈撥**風池**，以脹痛緩解為度。

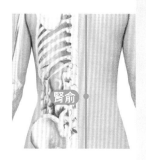

拇指點按**腎俞**5～10分鐘，隨呼吸加減力度，每日2次。

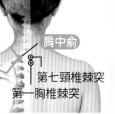

拇指點按**肩中俞**，以脹痛緩解為度，並活動頸部。

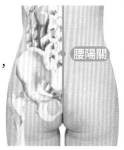

以拇指端或指腹處著力於**腰陽關**，持續不斷的推按3～5分鐘。

拇指點按**秉風**，以脹痛緩解為度，並活動頸部。

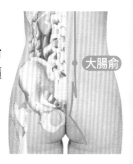

拇指點按**大腸俞**5～10分鐘，隨呼吸加減力度，每日2次。

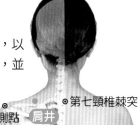

拇指點按**肩井**，以脹痛緩解為度，並活動頸部。

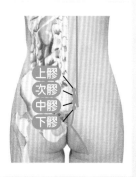

拇指按揉**八髎**3～5分鐘，以痠脹為度。

肱骨外上髁炎	腕隧道症候群

（網球肘）

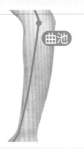

拇指按揉**曲池**3～5
分鐘，以痠脹為度。

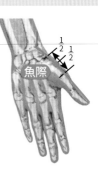

拇指按揉**魚際**3～5
分鐘，以痠脹為度，
同時輕緩活動手腕。

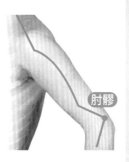

拇指按揉**肘髎**
3～5分鐘，
以痠脹為度。

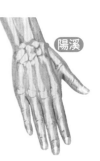

拇指按揉**陽溪**3～5
分鐘，以痠脹為度，
同時輕緩活動手腕。

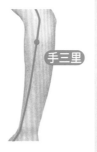

拇指按揉**手三里**3～5
分鐘，以痠脹為度。

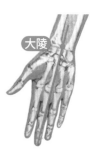

拇指按揉**大陵**3～5
分鐘，以痠脹為度，
同時輕緩活動手腕。

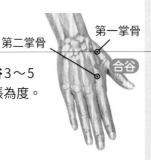

第二掌骨
第一掌骨
合谷

拇指按揉**合谷**3～5
分鐘，以痠脹為度。

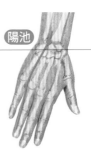

拇指按揉**陽池**3～5
分鐘，以痠脹為度，
同時輕緩活動手腕。

橈骨莖突狹窄性腱鞘炎

（媽媽手）

拇指按揉**陽溪**3～5
分鐘，以痠脹為度。

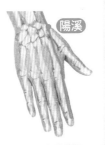

拇指按揉**合谷**3～5
分鐘，以痠脹為度。

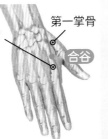

拇指按揉**外關**3～5
分鐘，以痠脹為度。

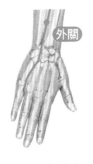

拇指按揉**列缺**3～5
分鐘，以痠脹為度。

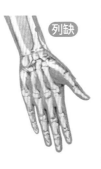

退化性膝關節炎

拇指按揉**鶴頂**，以
痠脹為度，同時讓
膝關節輕緩屈伸。

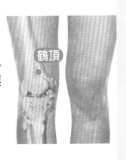

大拇指點按**內外
膝眼**5～10分鐘
每日2次。

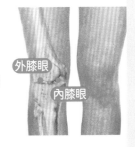

拇指按揉**陽陵泉**3～5
分鐘，以痠脹為度，同
時讓膝關節輕緩屈伸。

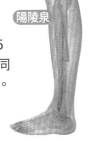

拇指按揉**血海**3～5
分鐘，以痠脹為度，
同時讓膝關節輕緩
屈伸。

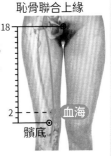

咳嗽痰多	咳　嗽
拇指按揉**豐隆**3～5分鐘，以痠脹為度，每日2次。 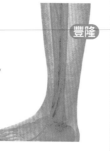	拇指按揉**俞府**3～5分鐘，以痠脹為度，每日2次。 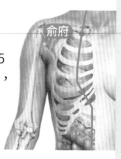
拇指按揉**尺澤**3～5分鐘，以痠脹為度，每日2次。 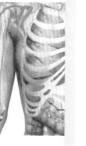	拇指按揉**玉堂**3～5分鐘，以痠脹為度，每日2次。 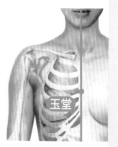
拇指按揉**肺俞**3～5分鐘，以痠脹為度，每日2次。 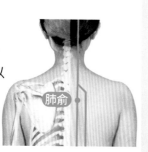	拇指按揉**肺俞**3～5分鐘，以痠脹為度，每日2次。 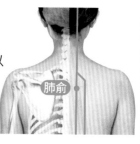
拇指按揉**魚際**3～5分鐘，以痠脹為度，每日2次。 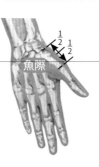	拇指按揉**中府**3～5分鐘，以痠脹為度，每日2次。 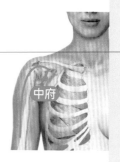

氣　喘	胸　悶
拇指按揉**華蓋**3～5分鐘，以痠脹為度，每日2次。 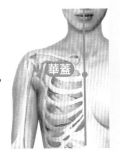	拇指按揉**乳根**3～5分鐘，以痠脹為度，每日2次。 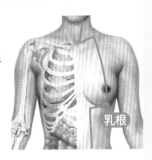
拇指按揉**靈台**3～5分鐘，以痠脹為度，每日2次。 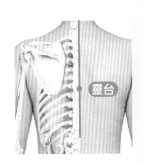	拇指按揉**膻中**3～5分鐘，以痠脹為度，每日2次。 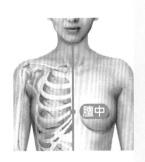
拇指按揉**肺俞**3～5分鐘，以痠脹為度，每日2次。 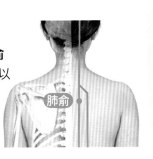	拇指指甲掐按**內關**3～5分鐘，以輕微疼痛為度（有電麻感為佳），每日2次。 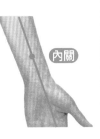
拇指按揉**魚際**3～5分鐘，以痠脹為度，每日2次。 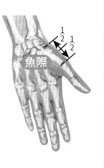	拇指按揉**中府**3～5分鐘，以痠脹為度，每日2次。 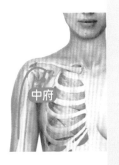

感 冒	支氣管哮喘

雙手拇指同時按揉雙側**迎香**，以鼻竅稍通為度，每日2次。

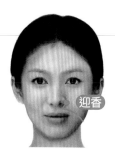

拇指按揉**尺澤**3～5分鐘，以痠脹為度，每日2次。

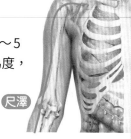

拇指彈撥**風池**，以痠脹為度，每日2次。

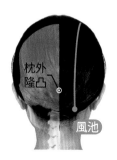

拇指按揉**周榮**3～5分鐘，以痠脹為度，每日2次。

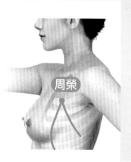

拇指按揉**肩井**3～5分鐘，以痠脹為度，每日2次。

拇指按揉**膻中**3～5分鐘，以痠脹為度，每日2次。

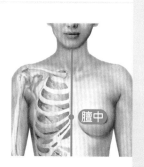

拇指按揉**附分**3～5分鐘，以痠脹為度，每日2次。

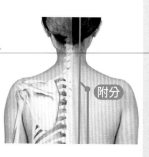

拇指按揉**肺俞**3～5分鐘，以痠脹為度，每日2次。

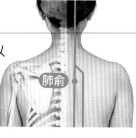

肺 炎	心 悸
拇指按揉**天溪**3～5分鐘，以痠脹為度，每日2次。 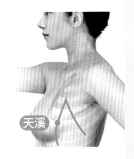	拇指按揉**極泉**3～5分鐘，以痠脹為度。 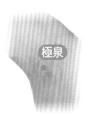
拇指按揉**膻中**3～5分鐘，以痠脹為度，每日2次。 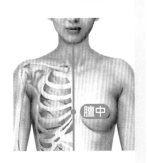	拇指指甲掐按**神門**3～5分鐘，以輕微疼痛為度。 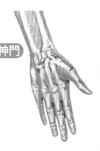
拇指按揉**肺俞**3～5分鐘，以痠脹為度，每日2次。 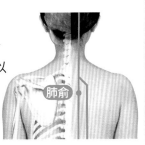	拇指按揉**膻中**3～5分鐘，以痠脹為度，每日2次。 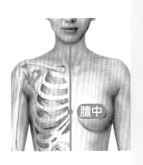
拇指指甲掐按**太淵**3～5分鐘，每日2次。 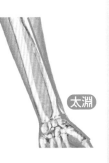	拇指按揉**心俞**3～5分鐘，以痠脹為度，每日2次。 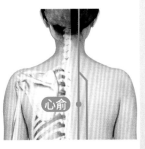

心絞痛	冠心病

拇指按揉**厥陰俞**
3～5分鐘,
以疼痛為度,
每日2次。

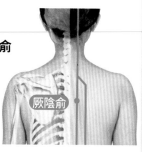

拇指按揉**極泉**3～5
分鐘,以痠脹為度,
每日2次。

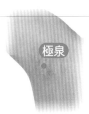

拇指按揉**心俞**
3～5分鐘,
以痠脹為度,
每日2次。

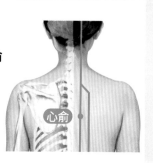

拇指按揉**心俞**
3～5分鐘,
以疼痛為度,
每日2次。

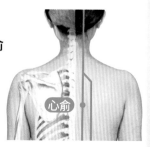

拇指指甲掐按**內關**
3～5分鐘,以疼痛
為度,每日2次。

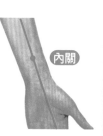

拇指指甲掐按**內關**
3～5分鐘,以疼痛
為度,每日2次。

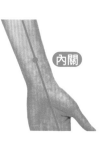

拇指按揉**青靈**
3～5分鐘,
以痠脹為度,
每日2次。

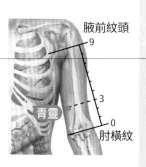

腋前紋頭

9

3

青靈

0

肘橫紋

拇指指甲掐按**神門**
3～5分鐘,以疼痛
為度,每日2次。

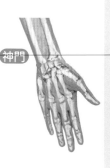

神門

呃　逆 | 胃　痛

大拇指點按**天突**，並配合吞嚥動作，持續1~3分鐘。

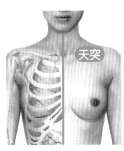

拇指按揉**梁丘**3～5分鐘，以痠脹為度，每日2次。

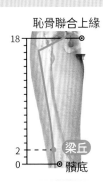

恥骨聯合上緣

18

2　梁丘

0　髕底

拇指按壓**膈俞**3～5分鐘，以痠脹為度，每日2次。

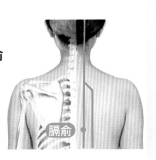

膈俞

拇指按揉**足三里**3～5分鐘，以痠脹為度，每日2次。

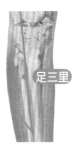

足三里

拇指指甲掐按**攢竹**3～5分鐘，每日2次。

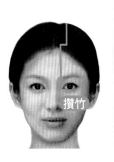

攢竹

指掐**太白**3～5分鐘，以痠脹為度，每日2次。

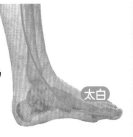

太白

順時針掌揉**中脘**36次，每日2次。

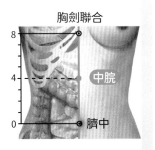

胸劍聯合

8

4　中脘

0　臍中

順時針掌揉**中脘**36次，再逆時針掌揉**中脘**36次，每日2次。

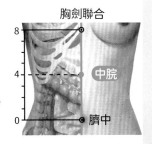

胸劍聯合

8

4　中脘

0　臍中

消化不良	嘔　吐

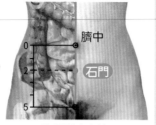

掌揉**石門**
3～5分鐘，
每日3次。

臍中
石門
恥骨聯合上緣

拇指指甲掐按**支溝**
3～5分鐘，以痠脹
為度，每日2次。

支溝

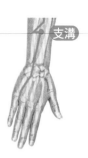

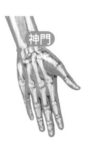

神門

順時針掌揉**神門**5～
10分鐘，每日3次。

拇指按揉**公孫**
3～5分鐘，以
痠脹為度，每
日2次。

公孫

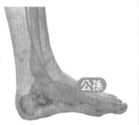

拇指按揉**陽綱**
3～5分鐘，
以痠脹為度，
每日3次。

陽綱

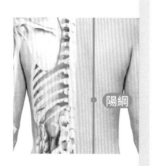

拇指按揉**豐隆**3～5分鐘，
以痠脹為度，每日2次。

豐隆

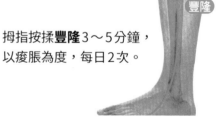

拇指按揉**意舍**
3～5分鐘，
以痠脹為度，
每日3次。

意舍

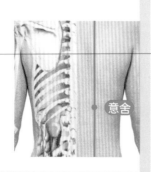

拇指按揉**膻中**
3～5分鐘，
以痠脹為度，
每日2次。

膻中

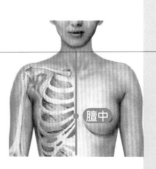

膈肌痙攣

雙手握拳，用指間關節稍微用力按壓**胃俞**2分鐘後放鬆，反覆5～6次。

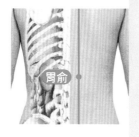

食、中二指併攏按揉**中脘**，順時針方向揉轉2分鐘，力道稍重，每日2次。

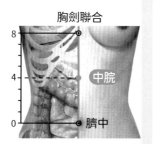

胸劍聯合

8

4

0 臍中

中脘

拇指用力按壓**內關**，停留片刻後放鬆，反覆5～6次，每日2次。

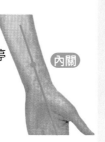

內關

雙手握拳繞背後，用掌指關節稍用力按壓**膈俞**，停留片刻後放鬆，反覆5～6次。

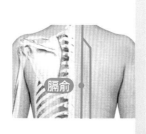

膈俞

腹　痛

指掐**外關**3～5分鐘，以痠脹為度，每日2次。

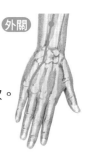

外關

拇指點按**上巨虛**3～5分鐘，以痠脹為度，每日2次。

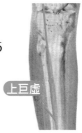

上巨虛

掌揉**歸來**3～5分鐘，每日2次。

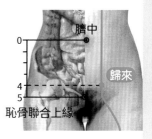

0 臍中

4
5

歸來

恥骨聯合上緣

掌揉**天樞**3～5分鐘，每日2次。

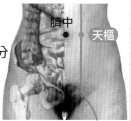

臍中

天樞

便　祕

順時針掌揉
大橫3～5
分鐘，每日
3次。

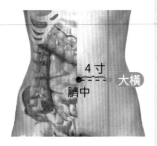

順時針掌揉
中脘3～5
分鐘，每日
3次。

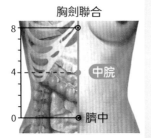

順時針掌揉
商曲3～5
分鐘，每日
3次。

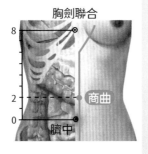

順時針掌揉
胃倉3～5
分鐘，每日
3次。

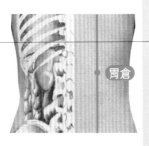

腹　瀉

逆時針掌揉
商曲3～5
分鐘，每日
3次。

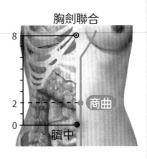

逆時針掌揉**天樞**
3～5分鐘，
每日3次。

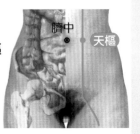

拇指按揉**大腸俞**
3～5分鐘，以
痠脹為度，每日
3次。

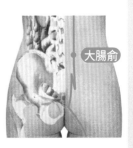

拇指以中等力度點
按**三陰交**3～5分
鐘，每日3次。

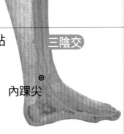

胃　炎

逆時針掌揉
腹通谷3～5
分鐘，每日
3次。

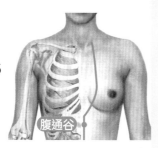

順時針掌揉
中脘3～5
分鐘，每日
3次。

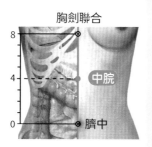

拇指按揉足三里3～5
分鐘，以痠脹為度，
每日3次。

順時針掌揉
下脘3～5
分鐘，每日
3次。

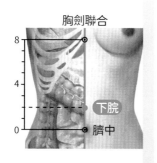

腸　炎

拇指按揉**曲澤**3～5
分鐘，以痠脹為度，
每日3次。

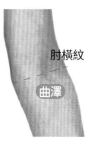

拇指掐按**隱白**1～3
分鐘，以輕微疼痛
為度，每日2次。

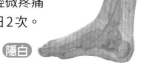

逆時針掌揉**天樞**
3～5分鐘，
每日3次。

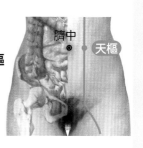

拇指按揉**交信**3～5分鐘，
以痠脹為度，每日3次。

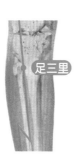

慢性膽囊炎

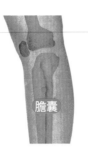

拇指掐按**膽囊**1～3
分鐘，以輕微疼痛
為度，每日3次。

膽囊

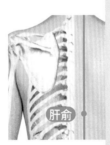

拇指按揉**肝俞**3～5
分鐘，以痠脹為度，
每日3次。

肝俞

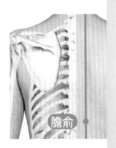

拇指按揉**膽俞**3～5
分鐘，以痠脹為度，
每日3次。

膽俞

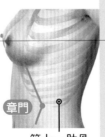

拇指按揉**章門**3～5
分鐘，以痠脹為度，
每日3次。

章門

第十一 肋骨

水　腫

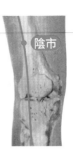

陰市

拇指用力按揉**陰市**
3～5分鐘，以痠脹
為度，每日3次。

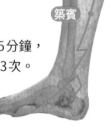

築賓

拇指按揉**築賓**3～5分鐘，
以痠脹為度，每日3次。

拇指按揉**水分**
3～5分鐘，
以痠脹為度，
每日3次，可
配合艾灸。

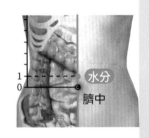

水分

臍中

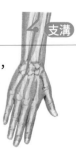

支溝

拇指按揉**支溝**3～5分鐘，
以痠脹為度，每日3次。

痔 瘡

拇指掐按**二白**1～3
分鐘，以輕微疼痛
為度，每日2次。

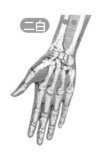

拇指按揉**長強**
3～5分鐘，
以痠脹為度，
每日3次。

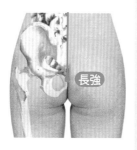

拇指按揉**承山**3～5
分鐘，以痠脹為度，
每日3次。

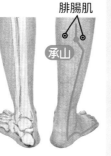

拇指按揉**崑崙**
3～5分鐘，
以痠脹為度，
每日3次。

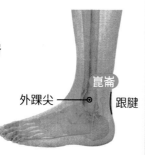

脫 肛

拇指按揉**承山**3～5
分鐘，以痠脹為度，
每日3次。

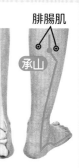

拇指按揉**腰俞**
3～5分鐘，
以痠脹為度，
每日3次。

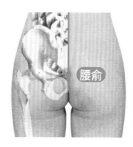

拇指按揉**長強**
3～5分鐘，
以痠脹為度，
每日3次。

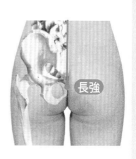

拇指按揉**秩邊**
3～5分鐘，
以痠脹為度，
每日3次。

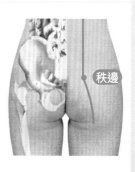

尿滯留	遺　尿

屈肘，以肘部突起部著力於**承扶**按壓3～5分鐘，以痠脹為度，每日3次。

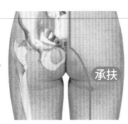

拇指按揉**足五里**3～5分鐘，以痠脹為度，每日3次。

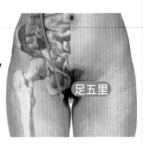

拇指按揉**足五里**3～5分鐘，以痠脹為度，每日3次。

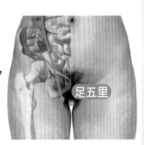

拇指按揉**腎俞**3～5分鐘，以痠脹為度，每日3次。

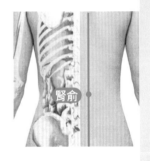

拇指按揉**白環俞**3～5分鐘，以痠脹為度，每日3次。

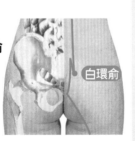

拇指按揉**命門**3～5分鐘，以痠脹為度，每日3次。

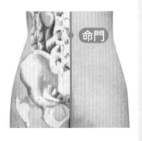

拇指按揉**上髎**3～5分鐘，以痠脹為度，每日3次。

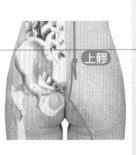

拇指按揉**大腸俞**3～5分鐘，以痠脹為度，每日3次。

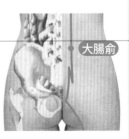

膀胱炎　　　　　陽　痿

拇指按揉**水道**
3～5分鐘，
以痠脹為度，
每日2次。

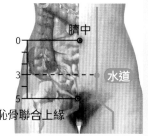

拇指按揉**中極**
3～5分鐘，
以痠脹為度，
每日2次。

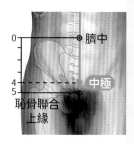

拇指按揉**中極**
3～5分鐘，
以痠脹為度，
每日2次。

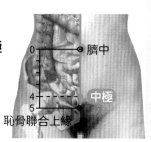

拇指按揉**關元**
3～5分鐘，以
痠脹為度，每日
2次，配合艾灸
效果更佳。

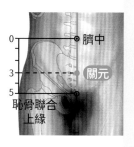

拇指按揉**膀胱俞**
3～5分鐘，以
痠脹為度，每日
3次。

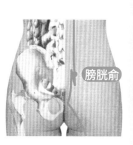

拇指按揉**三陰交**
3～5分鐘，以
痠脹為度，每日
2次。

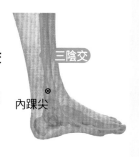

拇指按揉**帶脈**
3～5分鐘，以
痠脹為度，每日
3次。

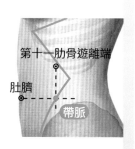

拇指按揉**膏肓**
3～5分鐘，
以痠脹為度，
每日2次。

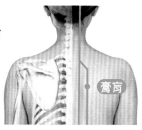

腎 炎	痛 經

拇指按揉**復溜**
3～5分鐘，
以痠脹為度，
每日2次。
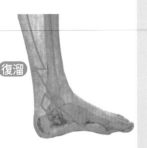

拇指按揉**氣海**
3～5分鐘，以
痠脹為度，每日
2次，配合艾灸
效果更佳。
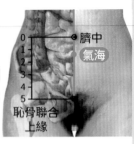

拇指按揉或掐按
期門3～5分鐘，
以痠脹為度，每
日2次。
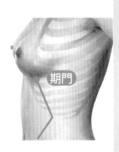

拇指按揉**關元**
3～5分鐘，以
痠脹為度，每日
2次，配合艾灸
效果更佳。
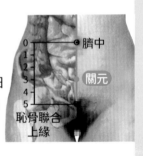

拇指按揉或彈撥
腰**夾脊**3～5分
鐘，以痠脹為
度，每日2次。
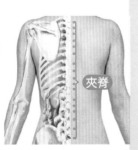

拇指按揉**腎俞**
3～5分鐘，以
痠脹為度，每日
2次，配合艾灸
效果更佳。
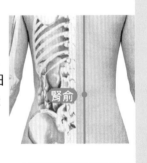

拇指按揉**腎俞**
3～5分鐘，
以痠脹為度，
每日2次。
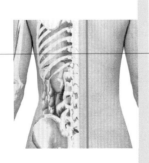

拇指按揉**八髎**
3～5分鐘，以
痠脹為度，每日
2次，配合艾灸
效果更佳。
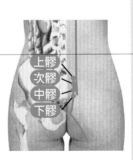

乳腺炎	月經不調
拇指按揉**膺窗**3～5分鐘，以痠脹為度，每日2次。 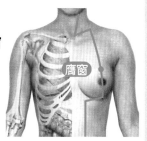	拇指按揉**腰陽關**3～5分鐘，以痠脹為度，每日2次，可配合艾灸。 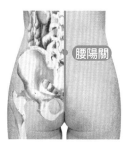
拇指按揉**膻中**3～5分鐘，以痠脹為度，每日2次。 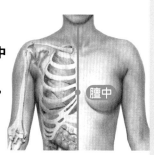	拇指按揉**居髎**3～5分鐘，以痠脹為度，每日2次，可配合艾灸。 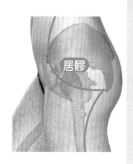
拇指按揉**乳根**3～5分鐘，以痠脹為度，每日2次。 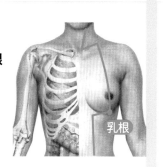	拇指按揉**三陰交**3～5分鐘，以痠脹為度，每日2次，可配合艾灸。 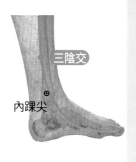
拇指按揉**少澤**3～5分鐘，以痠脹為度，每日2次。 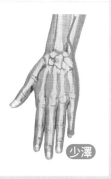	拇指按揉**地機**3～5分鐘，以痠脹為度，每日2次，可配合艾灸。 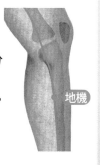

閉　經

拇指按揉**會陰**3～5分鐘，以痠脹為度，每日2次。

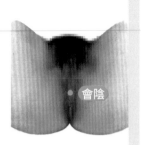

拇指按揉**三陰交**3～5分鐘，以痠脹為度，每日2次。

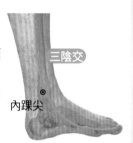

拇指按揉**腎俞**3～5分鐘，以痠脹為度，每日2次，可配合艾灸。

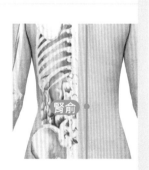

拇指按揉**支溝**3～5分鐘，以痠脹為度，每日2次。

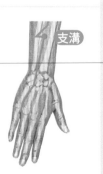

高血壓

拇指掐按**風池**3～5分鐘，以痠脹為度，每日2次。

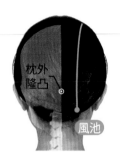

拇指按揉**前頂**3～5分鐘，以痠脹為度，每日2次。

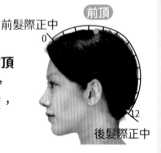

拇指按揉**囟會**3～5分鐘，以痠脹為度，每日2次。

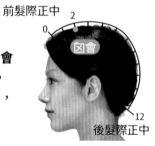

拇指按揉**曲池**3～5分鐘，以痠脹為度，每日2次。

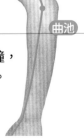

腹瀉

補**脾經**：將小兒拇指屈曲，以拇指端循小兒拇指指尖橈側緣向指根方向直推 100～500次。

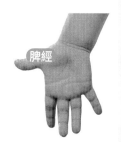

補**大腸**：固定小兒食指，以拇指指端由小兒食指指尖向虎口推 100～500次。

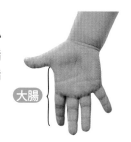

分推**腹陰陽**：小兒仰臥，用兩拇指指端沿**肋弓角**邊緣或自**中脘**至**臍**，向兩旁分推 100～200次。

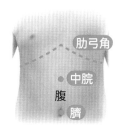

揉**足三里**：以拇指指腹稍用力按揉足三里20～100次。

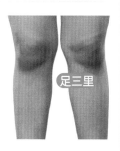

咳 嗽

推**肺經**：用拇指指腹旋推小兒無名指指腹 100～500次。然後用拇指指腹推小兒無名指指根部，100～500次。

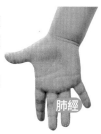

按揉**天突**：用中指指端按或揉天突10～30次。

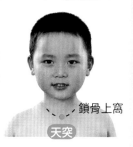

揉**膻中**：用中指指端揉膻中50～100次。

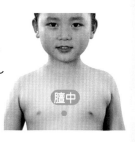

揉**乳根**：用兩拇指同時揉兩側乳根30～50次。

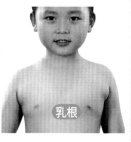

疳 積	脫 肛
清補**脾經**：用拇指指腹作用於小兒拇指指端至指根之間，往返推100～500次。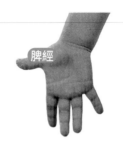	補**脾經**：將小兒拇指屈曲，以拇指端循小兒拇指指尖橈側緣向指根方向直推，100～500次。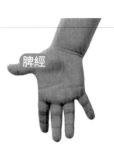
揉**板門**：用拇指在小兒大魚際處，揉50～100次。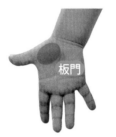	順運**內八卦**：以掌心為圓心，以圓心至中指指根橫紋內2/3和外1/3交界點為半徑，順時針畫一圓，100～500次。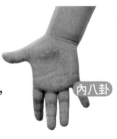
推**四橫紋**：小兒四指併攏，用拇指指腹從小兒食指橫紋推向小指橫紋100～300次。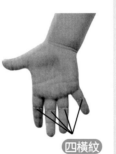	推上**七節骨**：用拇指指腹作用於七節骨，自下向上直推100～300次。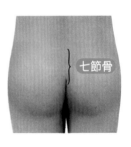
順運**內八卦**：以掌心為圓心，以圓心至中指根橫紋內2/3和外1/3交界點為半徑，順時針畫一圓，100～500次。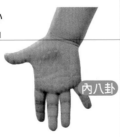	揉**龜尾**（長強）：用中指指端作用於龜尾，揉動100～300次。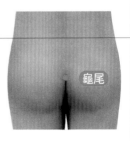

遺　尿

補**腎經**：用拇指
指腹自小兒小指
指根向指端推
100～500次。

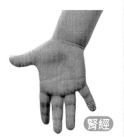

腎經

推**三關**：用拇指
側面自小兒腕橫
紋推向肘，推
100～500次。

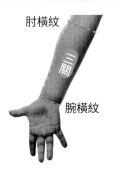

肘橫紋
三關
腕橫紋

揉**三陰交**：用拇指
指腹用力按揉三陰
交20～50次。

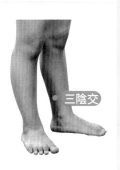

三陰交

摩**丹田**：用手
掌摩丹田3～
5分鐘。

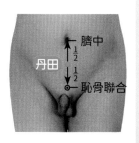

臍中
丹田
$\frac{1}{2}$
$\frac{1}{2}$
恥骨聯合

便　祕

清**大腸**：固定
小兒食指，以
拇指指端由小
兒虎口推向食
指指尖，100～
500次。

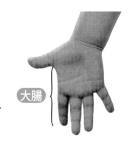

大腸

掐揉**膊陽池**：
用拇指指甲
掐膊陽池3～
5次，然後揉
膊陽池100～
500次。

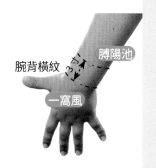

膊陽池
腕背橫紋
一窩風

摩**腹**：用掌面
或四指順時針
摩腹5分鐘。

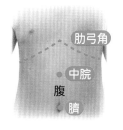

肋弓角
中脘
腹
臍

掐**龜尾**：用拇
指指甲掐龜尾
3～5次。

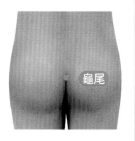

龜尾

嘔　吐

推**天柱骨**：
用拇指或食、
中二指指面
自上向下直
推100～300
次。

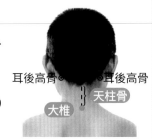

耳後高骨　　耳後高骨
天柱骨
大椎

揉右**端正**：用拇
指指腹揉小兒中
指指甲根尺側、
赤白肉際處50
次。

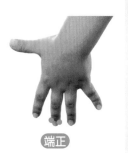

端正

揉**足三里**：以拇指
指腹稍用力按揉
20～100次。

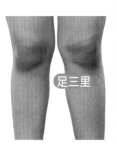

足三里

摩腹：用掌面或
四指沿順時針、
逆時針方向交替
摩腹5分鐘。

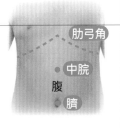

肋弓角
中脘
腹
臍

厭　食

清補**脾經**：用
拇指指腹按壓
於小兒拇指指
端至指根之間，
往返推 100～
500次。

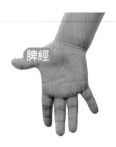

脾經

順運**內八卦**：以
掌心為圓心，以
圓心至中指指根
橫紋內2/3和外
1/3交界點為半
徑，順時針畫一
圓100～500次。

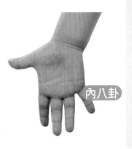

內八卦

推**四橫紋**：小
兒四肢併攏，
用拇指指腹從
小兒食指橫紋
推向小指橫紋
100～300次。

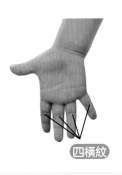

四橫紋

揉**足三里**：以拇指
指腹稍用力按揉
20～100次。

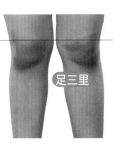

足三里

夜　啼

清**肝經**：用拇指指
腹自小兒食指指尖
向指根方向直推
100～500次。

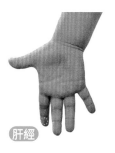

肝經

清**心經**：用拇指指
腹自小兒中指指尖
向指根方向直推
100～500次。

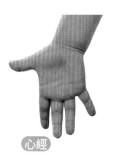

心經

掐、搗**小天心**：用
拇指指甲掐大小魚
際交接處3～5次，
稱掐小天心；用中
指指尖搗本穴10～
30次，稱搗小天
心。

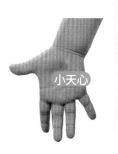

小天心

清**天河水**：用食、
中二指指腹自腕
橫紋推向肘橫紋
100～500次。

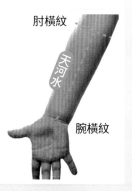

肘橫紋

天河水

腕橫紋

腹　痛

摩腹：用掌面
或四指順時針
摩腹5分鐘。

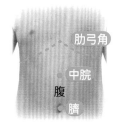

肋弓角

中脘

腹　臍

揉臍：用中指
或掌根揉臍中
100～300次。

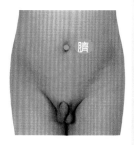

臍

掐**龜尾**：用拇
指指甲掐龜尾
3～5次。

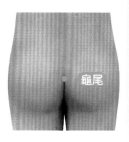

龜尾

推下**七節骨**：用
拇指指腹按壓於
七節骨，自上向
下直推100～
300次。

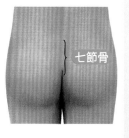

七節骨

流　涎	鵝口瘡

推**胃經**：用拇指指腹旋推小兒拇指掌面近掌端第一節100～500次。

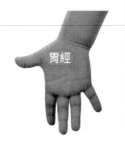

胃經

清**心經**：用拇指指腹自小兒的中指指尖向指根方向直推100～500次。

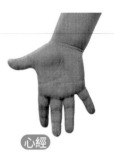

心經

清**天河水**：用食、中二指指腹自腕橫紋推向肘橫紋100～500次。

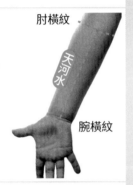

肘橫紋

天河水

腕橫紋

清**脾經**：以拇指端循小兒拇指指根橈側緣向指尖方向直推100～500次。

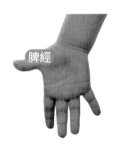

脾經

推**四橫紋**：小兒四肢併攏，術者用拇指指腹從小兒食指橫紋推向小指橫紋100～300次。

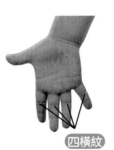

四橫紋

揉**板門**：用拇指在小兒大魚際處揉50～100次。

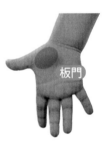

板門

清補**脾經**：用拇指指腹作用於小兒拇指端至指根之間，往返推100～500次。

脾經

揉**小天心**：用中指指腹揉大小魚際交界處100～150次。

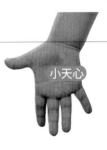

小天心

· PART II ·
十四經穴圖解

書中將採用以手指作為尋找穴位及度量尺寸的方法，稱為「同身寸法」。

1. 大拇指的寬度為1寸。

2. 中指中節的寬度為1寸。

3. 食指、中指併攏，其橫寬面積為1.5寸。

4. 食指、中指、無名指三指併攏，其橫寬面為2寸。

5. 食指、中指、無名指、小指四指併攏，其橫寬面為3寸。

| 1寸 | 1寸 | 1.5寸 | 2寸 | 3寸 |

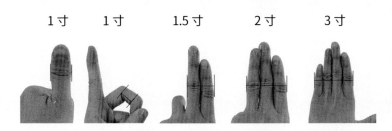

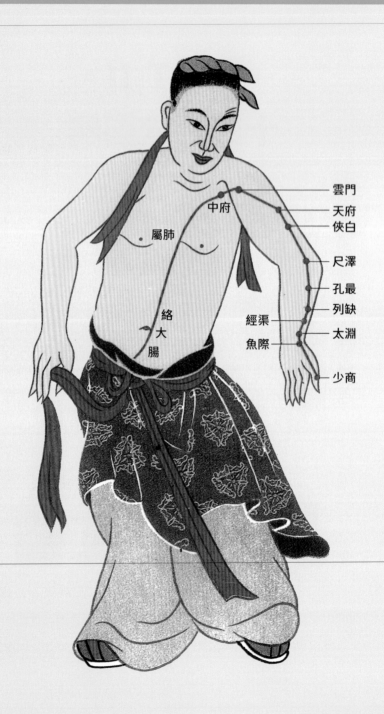

雲門
中府
天府
俠白
屬肺
尺澤
孔最
列缺
絡
大
腸
經渠
太淵
魚際
少商

古代經絡圖・手太陰肺經

中醫看肺臟

1 **主氣司呼吸**。肺主呼吸的功能，實際上就是肺氣宣發，濁氣得以呼出；肺氣肅降，清氣得以吸入。《素問・六節藏象論》說：「肺者，氣之本也。」即肺主司一身之氣的生成和運氣的作用。

2 **主行水**。肺主行水，是指肺氣的宣發和肅降作用，推動和調節全身水液的輸布和排泄，又稱為「通調水道」。

肺經的主治病症

1 咳嗽、氣急、喘息等呼吸系統病症。

2 心煩、胸悶、上臂及前臂內側疼痛不適等經脈循行部位的病症。

中府　肺部病症按中府

中，中焦；府，聚集。手太陰肺經起於中焦，是中焦之氣聚集之所。

功效主治 清瀉肺熱、健脾補氣。主治咳嗽氣喘、胸痛、肩周炎、背痛。

腧穴位置 在胸部，橫平第一肋間隙，鎖骨下窩外側，前正中線旁開 6 寸。

快速取穴 雙手叉腰，鎖骨外側端下方可見一凹陷處，從凹陷處向下量 1 橫指處即是。

特效按摩 ①點按中府，按壓 30 秒後放開，重複按壓幾次，每日堅持能防治咳嗽氣喘、肩背痛等。②按揉中府、膻中各 5 分鐘，感覺到痠脹時即可，每日 2 次，可緩解胸悶。

雲門　胸痛、咳嗽揉雲門

雲，雲霧；門，門戶。穴在胸上部，如肺氣進出之門戶。

功效主治 清肺理氣、瀉四肢熱。主治咳嗽氣喘、胸痛、肩周炎、背痛。

腧穴位置 在胸部，鎖骨下窩凹陷中、肩胛骨喙突內緣、前正中線旁開 6 寸。

快速取穴 雙手叉腰，鎖骨外端下方可見一三角形凹陷處即是。

特效按摩 環形按揉雲門，感覺到痠脹時即可，每日 2 次，對肩周炎、胸痛有一定的調理作用。

天府　咳嗽氣喘一掃光

天，為上部，人之頭胸；府，聚也，居住之處。

功效主治 調理肺氣、安神定志。主治咳嗽氣喘、鼻出血、上臂痛。

腧穴位置 在臂前區，腋前紋頭下 3 寸、肱二頭肌橈側緣處。

快速取穴 坐位，臂向前平舉。俯頭，鼻尖接觸上臂內側處即是。

特效按摩 提捏天府附近的肌肉，用拇指按壓天府，按壓 30 秒後放開，重複幾次，能改善哮喘症狀。

俠白　改善哮喘療效佳

俠，通夾；白，白肉。以穴當肘內白肉之旁、夾於赤白肉筋分間。

功效主治 宣肺理氣、寬胸和胃。主治咳嗽氣喘、乾嘔、上臂痛。

腧穴位置 在臂前區，腋前紋頭下 4 寸、肱二頭肌橈側緣處。

快速取穴 兩手合掌向前伸直，雙臂夾住乳房，乳頭所指的手臂內側處。

特效按摩 食指與中指併攏，向下按壓俠白 3 ～ 5 次並配合圈狀按摩，能改善上肢神經痛、慢性支氣管炎、兒童哮喘等。

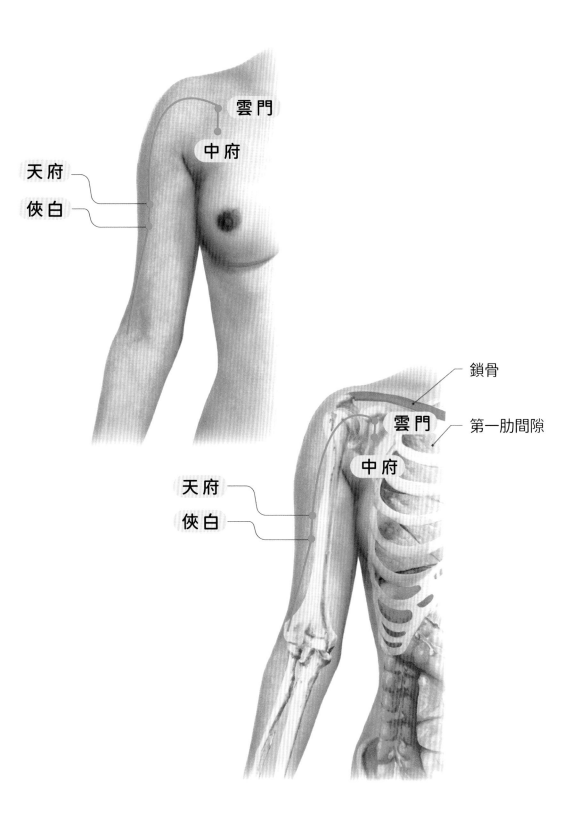

雲門

中府

天府

俠白

鎖骨

雲門

第一肋間隙

天府

俠白

中府

⭐ 尺澤　緩解支氣管炎 ··

尺，指前臂；澤，沼澤，水聚之處。本穴為肺之合穴，似手太陰脈氣至此像水之歸聚處。

功效主治　清熱和胃、通絡止痛。主治咳嗽氣喘、咯血、咽喉腫痛、肘臂攣痛、急性吐瀉、
中暑、小兒驚風。

腧穴位置　在肘區，肘橫紋上、肱二頭肌腱橈側緣凹陷中。

快速取穴　曲肘，沿肘橫紋在肘彎正中可摸到一條筋腱，該筋腱外側的凹陷處即是。

特效按摩　拇指指端按於尺澤，按壓 30 秒後放開，重複按壓幾次，能改善支氣管炎。

孔最　肺部急救效最佳 ··

孔，孔隙；最，極的意思。穴為手太陰肺經郄穴，經氣深聚。

功效主治　清熱止血、潤肺理氣。主治咳嗽氣喘、咽喉腫痛、肘臂攣痛。

腧穴位置　在前臂前區，腕掌側遠端橫紋上 7 寸、尺澤與太淵連線上。

快速取穴　從尺澤與太淵連線的中點處、向上量拇指 1 橫指、橈骨內側緣處即是。

特效按摩　以拇指下壓孔最 30 秒後放開，按壓幾次，或握空拳敲打數分鐘，可緩解各
種肺部急性病症。

⭐ 列缺　顏面神經麻痺找列缺 ··

列，分解，陳列；缺，缺口，空隙。絡穴；八脈交會穴。

功效主治　止咳平喘、通經活絡、利水通淋。主治咳嗽氣喘、咽喉腫痛、頭痛、牙痛、
項強*、口眼歪斜。

腧穴位置　在前臂，腕掌側遠端橫紋上 1.5 寸、拇短伸肌腱與拇長展肌腱之間、 拇長
展肌腱溝的凹陷中。

快速取穴　兩手虎口相交，一手食指壓在另一手的橈骨莖突上，食指尖端到達的凹陷
處即是。

特效按摩　①早晚按揉列缺 5 分鐘，以痠脹為度，能治療顏面神經麻痺。②拇指向下
直按 30 秒後放開，或握空拳敲打數分鐘，緩解頸部僵硬、牙痛。

★ 項強：頭部後項的肌肉筋脈牽引不舒服。

經渠　腕關節疼痛經渠療 ··

穴屬手太陰之經，當動脈所在，血氣旺盛，猶如水渠。

功效主治　宣肺利咽、降逆平喘。主治咳嗽氣喘、胸痛、咽喉腫痛、手腕痛。

腧穴位置　在前臂前區，腕掌側遠端橫紋上 1 寸、橈骨莖突與橈動脈之間。

快速取穴　橈骨莖突的高點、掌面骨邊處即是。

特效按摩　食指與中指併攏，向下按壓經渠 3 ～ 5 次並配合圈狀按摩，能改善腕關節
不適、疼痛等。

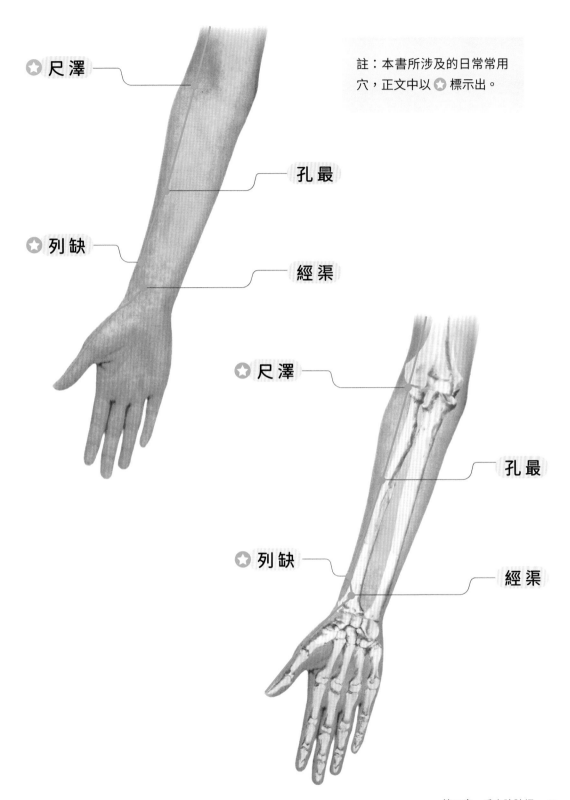

尺澤

孔最

列缺

經渠

尺澤

孔最

列缺

經渠

註：本書所涉及的日常常用
穴，正文中以 ✿ 標示出。

太淵　脈會太淵善養生 ·····

太，盛大；淵，水深處。穴當寸口動脈，血氣旺盛。

功效主治 止咳化痰、通調血脈。主治咳嗽氣喘、無脈症、腕臂痛。

腧穴位置 在腕前區，橈骨莖突與舟狀骨之間、拇長展肌腱尺側凹陷中。

快速取穴 在腕橫紋橈側輕觸橈動脈，從感覺到搏動處稍往橈側移動至凹陷處即是。

特效按摩 ①早晚按揉太淵 5 分鐘，可用於身體的日常調理與養護。②按揉太淵、列缺、肺俞、中府各 5 分鐘，以痠脹為度，可止嗽定喘。

★ 魚際　清熱利咽治咳嗽 ·····

魚，魚腹；際，邊緣。掌中屈拇肌隆起似魚腹，穴在它的邊緣。

功效主治 清熱利咽。主治咳嗽、咯血、咽乾、咽喉腫痛、失音、小兒疳積。

腧穴位置 在手外側，第一掌骨橈側中點、赤白肉際處。

快速取穴 仰掌，在第一掌指關節後、第一掌骨中點、大魚際肌的赤白肉際處。

特效按摩 拇指向下按壓約 30 秒後放開，重複幾次，以痠脹為度，能治療咳嗽、咯血、失音。

少商　小兒哮喘莫擔心 ·····

少，小；商，為五音之一。本穴為手太陰經之井穴，因脈氣初出而十分細小。

功效主治 通利咽喉、蘇厥開竅。主治咽喉腫痛、鼻出血、高熱、昏迷。

腧穴位置 在手指，拇指末節橈側、指甲根角側上方 0.1 寸（指寸）。

快速取穴 拇指伸直，指甲角外側邊緣處即是。

特效按摩 用對側手的食指和拇指捏住少商處的拇指末節，用拇指按壓本穴，能減輕咽喉腫痛。

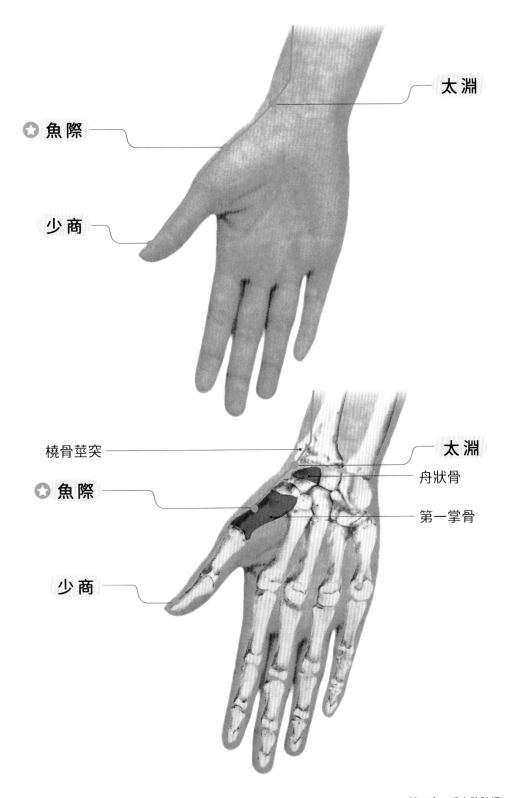

太淵

☆ 魚際

少商

橈骨莖突

☆ 魚際

少商

太淵

舟狀骨

第一掌骨

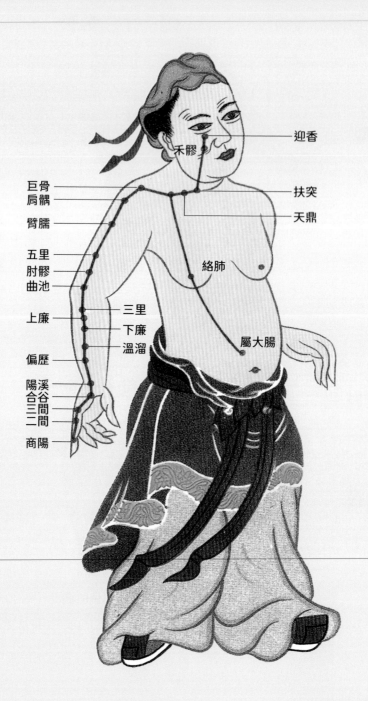

禾髎
迎香
巨骨
肩髃
扶突
臂臑
天鼎
五里
肘髎
曲池
絡肺
三里
上廉
下廉
溫溜
屬大腸
偏歷
陽溪
合谷
三間
二間
商陽

古代經絡圖・手陽明大腸經

中醫看大腸腑

1　**傳導糟粕**。大腸主傳導是指大腸接受小腸下移的
　　飲食殘渣，使之形成糞便，經肛門排出體外的作
　　用。故有「傳導之腑」、「傳導之官」之稱。

2　**吸收津液**。大腸重新吸收水分，參與調節體內
　　水液代謝的功能，稱之為「大腸主津」。人體所
　　需之水，絕大部分是在小腸或大腸被吸收的，故
　　有「大腸主津，小腸主液，大腸、小腸受胃之榮
　　氣，乃能行津液於上焦，灌溉皮膚，充實腠理」
　　之說。

大腸經的主治病症

1　目赤、咽喉腫痛、牙痛、口眼歪斜、耳鳴、耳聾
　　等頭面部五官病症。

2　中暑、昏厥等熱病。

3　腹痛、腹瀉等消化系統病症。

4　蕁麻疹、溼疹等皮膚病症。

5　上臂部疼痛等經脈循行部位的病症。

商陽　胸中氣滿找商陽

商，五音之一，屬金。因穴在手太陰肺經少商穴的外側，故為「陽」。

功效主治 清熱解表、蘇厥開竅。主治咽喉腫痛、牙痛、耳聾、發熱、昏迷、手指麻木、高血壓。

腧穴位置 在手指，食指末節橈側、指甲根角側上方0.1寸（指寸）。

快速取穴 食指指甲底部與橈側緣兩引線的交點處即是。

特效按摩 ①用拇指指甲掐商陽，每日1～2分鐘，能調節消化功能，加快新陳代謝，對身體有補益的作用。②中暑時，掐按商陽、少商、中衝，有急救之效。

二間　頭面病症少不了

二，即本穴為本經第二個穴位；間，間隙。穴居隙陷處，故名。

功效主治 解表、清熱、利咽。主治咽喉腫痛、牙痛、鼻出血、發熱、小兒驚風。

腧穴位置 在手指，第二掌指關節橈側遠端、赤白肉際處。

快速取穴 微握拳。手食指第二掌指關節前緣橈側、皮膚皺褶頂點即是。

特效按摩 用食指指腹按壓二間、合谷，每次5分鐘，每日2次，可緩解牙痛。

三間　目視不清必備穴

間，隙也。穴位第二掌指關節後凹陷處，為本經的第三個穴位，故名。

功效主治 泄熱止痛、利咽。主治目痛、牙痛、咽喉腫痛、手背腫痛、風溼性關節炎。

腧穴位置 在手背，第二掌指關節橈側近端凹陷處。

快速取穴 微握拳，食指橈側之赤白肉際上、食指掌指關節後緣的凹陷處即是。

特效按摩 用拇指指甲垂直掐按三間、攢竹，各掐按1～3分鐘，可治療目視不清。

☆合谷　面部疾病合谷收

合，會合；谷，山谷。穴在拇、食兩指會合處、呈山谷樣凹陷內，故名。

功效主治 鎮靜止痛、通經活絡、清熱解表。主治頭痛、牙痛、目赤腫痛、鼻出血、腮腺炎、牙關緊閉、口眼歪斜、發熱、滯產、經閉、過敏性鼻炎。

腧穴位置 在手背，第二掌骨橈側的中點處。

快速取穴 以一手的拇指掌面指關節橫紋，放在另一手的拇、食指的指蹼緣上，屈指當拇指尖盡處即是。

特效按摩 ①按摩合谷可止牙痛，如右牙痛取左合谷，左牙痛取右合谷。此時如果同時按揉牙痛點，效果更佳。②每日按摩雙手合谷各40～50次，以痠脹為度，可改善雀斑、臉部皮膚問題。③時常按揉合谷，可調養胃腸。

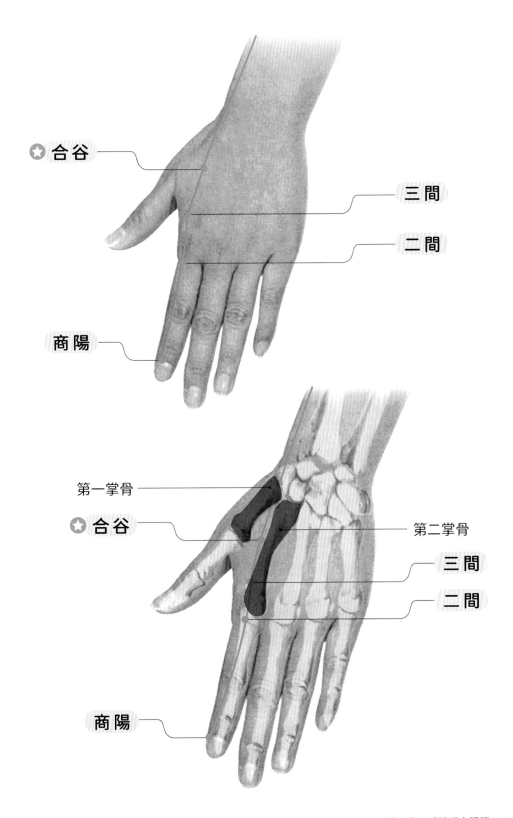

合谷 ✪

三間

二間

商陽

第一掌骨

合谷 ✪

第二掌骨

三間

二間

商陽

陽溪　頭痛、耳鳴都不怕 ⋯⋯⋯⋯⋯⋯⋯⋯⋯⋯⋯⋯⋯⋯⋯⋯⋯⋯⋯⋯⋯⋯⋯⋯⋯⋯⋯

陽，指穴居手背屬陽；溪，山溪。本穴在筋骨間之凹陷處，猶如山間小溪，故名。

功效主治　清熱散風、通利關節。主治頭痛、目赤腫痛、牙痛、咽喉腫痛、手腕痛、
　　　　　風溼性關節炎、低血壓。

腧穴位置　在腕區，腕背側遠端橫紋橈側、橈骨莖突遠端、「解剖學鼻煙盒」
　　　　　（Anatomical snuffbox）凹陷中。

快速取穴　手拇指充分外展和後伸時，腕背橈側有一凹陷處即是。

特效按摩　用拇指指甲掐按陽溪、列缺，每次3～5分鐘，可治療腕部腱鞘炎。

偏 歷　牙痛治療有奇效 ⋯⋯⋯⋯⋯⋯⋯⋯⋯⋯⋯⋯⋯⋯⋯⋯⋯⋯⋯⋯⋯⋯⋯⋯⋯⋯⋯

偏，偏離；歷，逾越。指手陽明之絡由此走向手太陽。

功效主治　清熱利尿、通經活絡。主治目赤、耳聾、鼻出血、咽喉痛、水腫、手臂痠痛、
　　　　　腱鞘炎、牙痛。

腧穴位置　在前臂，腕背側遠端橫紋上 3 寸、陽溪與曲池連線上。

快速取穴　陽溪至曲池連線的下 1/4 與上 3/4 交點處即是。

特效按摩　牙痛時，若偏歷處可按摸條索狀物或壓痛明顯時，可時常搓揉至條索散開
　　　　　或壓痛減輕為度。

溫 溜　去新發痤瘡 ⋯⋯⋯⋯⋯⋯⋯⋯⋯⋯⋯⋯⋯⋯⋯⋯⋯⋯⋯⋯⋯⋯⋯⋯⋯⋯⋯⋯⋯⋯⋯

溫，指陽氣；溜，通流。因本穴為手陽明之隙，本經脈氣流注至此而深入，故名。

功效主治　清熱理氣。主治頭痛、面腫、咽喉腫痛、腸鳴腹痛、肩背痠痛、鼻出血、痔瘡。

腧穴位置　在前臂，腕背側遠端橫紋上5寸、陽溪與曲池連線上。

快速取穴　陽溪與曲池的連線中點下、1橫指處即是。

特效按摩　拇指按揉溫溜3～5分鐘，每日2次，以痠脹為度，對新發痤瘡有一定的療效。

下 廉　通腸下氣腹痛消 ⋯⋯⋯⋯⋯⋯⋯⋯⋯⋯⋯⋯⋯⋯⋯⋯⋯⋯⋯⋯⋯⋯⋯⋯⋯⋯⋯

廉，棱角，側邊。穴在前臂橈骨邊緣，上廉之下方，故名。

功效主治　調理腸胃、通經活絡。主治頭痛、眩暈、目痛、腹脹、腹痛、肘臂攣痛、牙痛、
　　　　　牙齦炎、扁桃腺炎。

腧穴位置　在前臂，肘橫紋下 4 寸、陽溪與曲池連線上。

快速取穴　陽溪與曲池的連線上、上 1/3 與下 2/3 交點處、上廉下 1 寸處即是。

特效按摩　按揉下廉並給予強刺激，可減輕下腹疼痛，按揉時常以腹痛緩解為度。

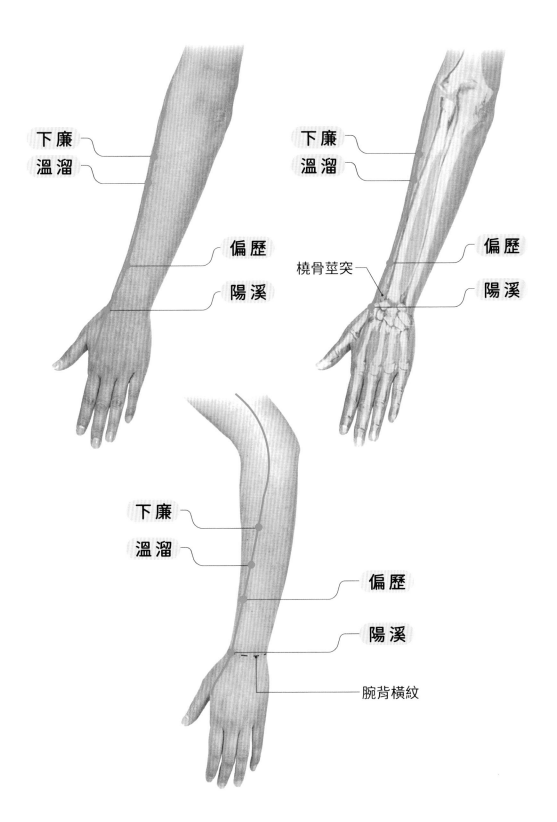

下廉

溫溜

偏歷

陽溪

下廉

溫溜

橈骨莖突

偏歷

陽溪

下廉

溫溜

偏歷

陽溪

腕背橫紋

上廉　上腹痛必不可少

廉，棱角、側邊。以穴在前臂橈骨邊緣，下廉之上方，故名。

功效主治　調理腸胃、通經活絡。主治手臂麻木、半身不遂、腹痛、腸鳴、牙痛。

腧穴位置　在前臂，肘橫紋下3寸、陽溪與曲池連線上。

快速取穴　陽溪與曲池的連線上、曲池下3橫指處即是。

特效按摩　按揉上廉並給予強刺激，可減輕上腹疼痛，按揉時常以腹痛緩解為度。

★ 手三里　治療腹痛有奇效

里，在此即寸也。本穴在手部，又位肱骨外上髁之下三寸處，故名。

功效主治　通經活絡、清熱明目、調理腸胃。主治肩臂麻木、上肢不遂、肱骨外上髁炎（網球肘）、腹痛、腹瀉、牙痛頰腫、食慾不振。

腧穴位置　在前臂，肘橫紋下2寸、陽溪與曲池連線上。

快速取穴　從曲池沿陽溪與曲池的連線向下、量3橫指處即是。

特效按摩　①用拇指揉動本穴3～5分鐘，換手，對腹痛時手三里處有明顯痠脹感者有奇效。②以拇指垂直向下按壓30秒後放開，重複10次。左右穴都做，可緩解臂緊疼不能伸。

★ 曲池　腹痛、吐瀉不用愁

曲，屈曲；池，凹陷。以穴在屈肘紋頭外凹陷如池處，故名。

功效主治　清熱和營、降逆活絡。主治熱病、咽喉腫痛、牙痛、頭痛、高血壓、眩暈、上肢不遂、手臂腫痛、頸淋巴結核、蕁麻疹、腹痛、吐瀉、月經不調、單純性肥胖。

腧穴位置　在肘區，尺澤與肱骨外上髁連線的中點處。

快速取穴　90°屈肘，肘橫紋外側端外凹陷中即是。

特效按摩　①以拇指指腹垂直按壓曲池，每次1～3分鐘，每日2次，配合合谷、外關治療感冒發熱、咽喉痛效果好。②配合肩髃、外關治療上肢疼痛或無力效果頗佳。

肘髎　肘部病症的專家

髎，骨邊、孔穴。本穴居肘上肱骨旁之凹陷處，故名。

功效主治　舒筋活絡。主治肘臂肌肉痠痛、麻木、攣急，風溼性關節炎。

腧穴位置　在肘區，肱骨外上髁上緣、髁上脊的前緣。

快速取穴　屈肘，曲池上方、肱骨外側髁上緣凹陷處即是。

特效按摩　用拇指指腹按揉肘髎，每次3～5分鐘，每日2次。長期堅持，對上肢、肩臂部有良好的保養作用，可預防肩周炎。

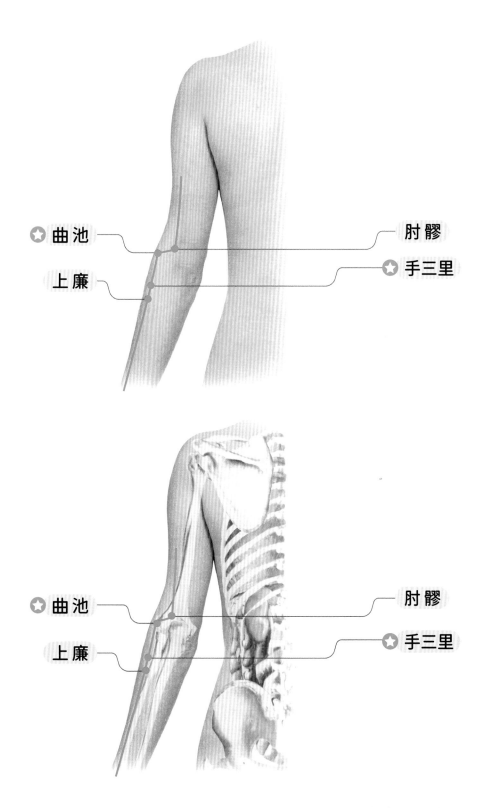

手五里　上臂病症少不了

里，在此即寸也。本穴在手部，又位天府下 5 寸處，故名。

功效主治 理氣散結、通經活絡。主治肘臂攣痛、肩痛、頸淋巴結核。
腧穴位置 在臂部，肘橫紋上3寸處、曲池與肩髃連線上。
快速取穴 從曲池沿曲池與肩髃連線、向上量4橫指，所及肱骨橈側緣的凹陷處即是。
特效按摩 拇指指腹按揉手五里，每次1～3分鐘，對上肢有很好的保養作用。

臂臑　功能鍛煉需要它

臂，上肢；臑，上臂肌肉隆起處。穴在上臂肌肉隆起處，故名。

功效主治 清熱明目、通經活絡。主治肩臂痛、頸淋巴結核、目疾。
腧穴位置 在臂部，曲池上 7 寸、三角肌前緣處。
快速取穴 屈肘，緊握拳，上肢用力令其緊張、三角肌下端偏內側處即是。
特效按摩 鍛煉手臂時，用拇指壓住臂臑，四指抓住手臂向外捏拎 5 ～ 10 分鐘，以痠脹為度，配合艾灸效果更佳。

肩髃　肩膀的保健醫師

肩，肩頭；髃，前角。以穴在肩端骨 (肩胛骨肩峰部) 前端處，故名。

功效主治 通經活絡、疏散風熱。主治上肢不遂、肩痛不舉、頸淋巴結核、蕁麻疹。
腧穴位置 在三角肌區，肩峰外側緣前端與肱骨大結節、兩骨間凹陷中。
快速取穴 上臂外展至水平位，在肩部高骨旁可見兩個凹陷，前一凹陷處即是。
特效按摩 食指、中指併攏，用指腹按壓肩髃3～5分鐘，同時活動肩膀，每日2次，緩解肩頸部肌肉痠痛的效果佳。

巨骨　肩臂拘攣少不了

巨，矩也。本穴在肱骨、肩胛骨、鎖骨三骨之會，構成三角凹隙，如循規矩，故名。

功效主治 通經活絡。主治肩臂疼痛、岡上肌腱炎、半身不遂、驚癇、吐血等。
腧穴位置 在肩胛區，鎖骨肩峰端與肩胛岡之間凹陷中。
快速取穴 岡上窩外端、兩骨間凹陷中即是。
特效按摩 肩周炎患者手臂後伸受限時，可按壓本穴，以痠脹或局部疼痛緩解為度，每日 2 次。

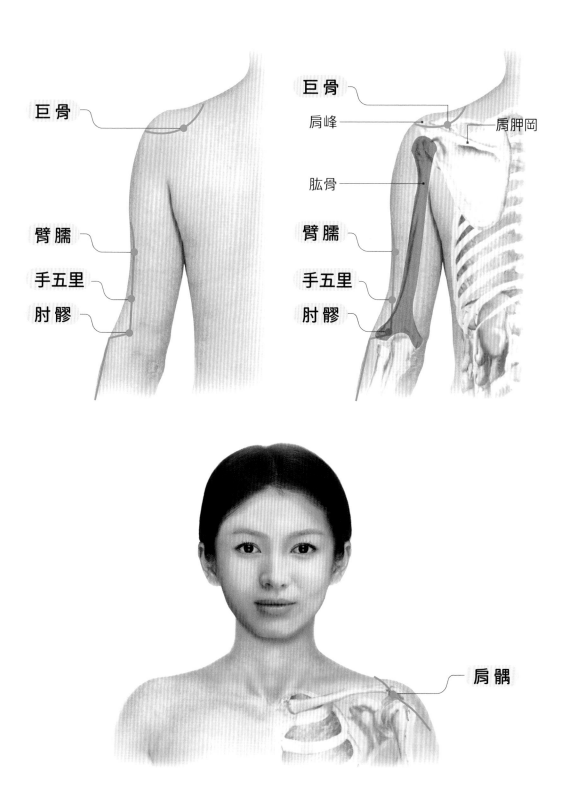

巨骨

巨骨
肩峰
肩胛岡
肱骨

臂臑

手五里

肘髎

臂臑

手五里

肘髎

肩髃

天鼎　清咽利喉有功勞

天，頭面、皮部也。鼎，爐鼎也。穴名指大腸經經水受熱氣化並上行於天。

功效主治　清咽散結、理氣化痰。主治突然失音、咽喉腫痛、吞咽困難等。
腧穴位置　在頸部，橫平環狀軟骨、胸鎖乳突肌後緣。
快速取穴　扶突下1寸，胸鎖乳突肌胸骨頭與鎖骨頭匯合處即是。
特效按摩　拇指按揉天鼎1～3分鐘，以痠脹為度，若有麻感向手傳導更佳，對治療頸部左右旋轉不利，有很好的療效。

扶突　止咳平喘有特效

扶，兩旁相扶；突，高起之處。本穴位於二筋高突相合之處，二筋相合形同攙扶，故名。

功效主治　清咽消腫、理氣降逆。主治甲狀腺腫大、急性喉炎、咽喉腫痛、咳嗽氣喘、膈肌痙攣、胃反酸（胃食道逆流）、妊娠反應。
腧穴位置　在胸鎖乳突肌區，橫平喉結，胸鎖乳突肌前、後緣中間。
快速取穴　平喉結，胸鎖乳突肌的肌腹中點處即是。
特效按摩　食指和中指併攏輕按1～3分鐘，治療自覺喉嚨有痰者，效果拔群。

口禾髎　面部病症常用穴

禾，細長之物也；髎，孔隙也。穴名指大腸經體表經水由本穴回歸大腸經體內經脈。

功效主治　疏風清熱、通鼻利竅。主治鼻塞、口歪、口噤等。
腧穴位置　在面部，橫平人中溝上1/3與下2/3交點、鼻孔外緣直下。
快速取穴　水溝旁開0.5寸即是。
特效按摩　拇指端有節奏的推按本穴，每次1～3分鐘，每日2次，可治療鼓腮漏氣的面癱（顏面神經麻痺）。

⭐ 迎香　掃除鼻炎煩惱

本穴可令鼻塞得通，則為香、為臭可迎而知之，故名。

功效主治　通鼻竅、散風邪、清氣火。主治鼻塞、流鼻涕、鼻出血、口眼歪斜、面癢、膽道蛔蟲症、牙齦炎。
腧穴位置　在面部，鼻翼外緣中點旁、鼻唇溝中。
快速取穴　用手指從鼻翼沿鼻唇溝向上推至中點處，可觸及一凹陷處即是。
特效按摩　①雙手食指按壓本穴，每次1～3分鐘，每日2次，可有效改善鼻塞症狀。
　　　　　②配合四白、地倉可治療顏面神經麻痺。

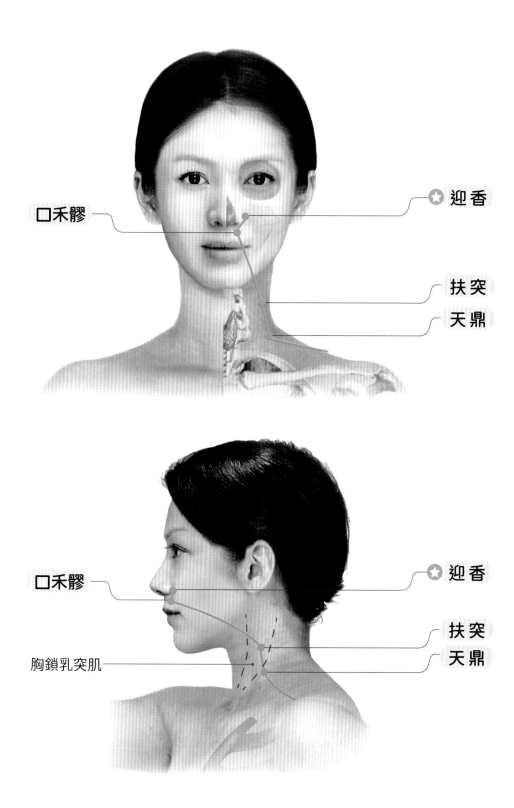

口禾髎

迎香

扶突

天鼎

口禾髎

迎香

扶突

天鼎

胸鎖乳突肌

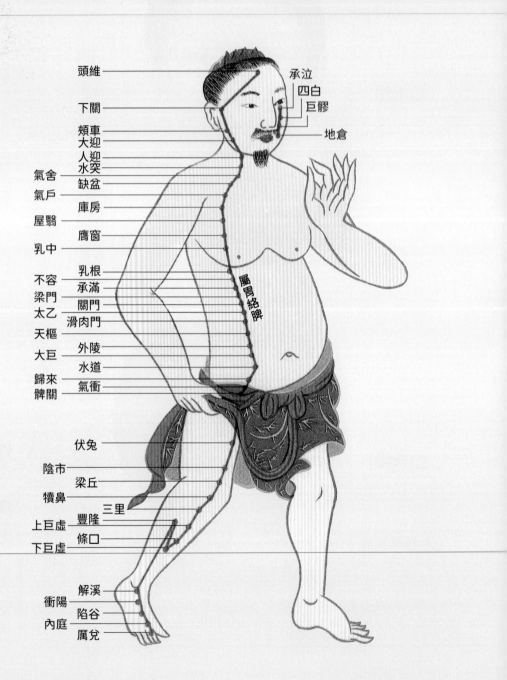

頭維
承泣
四白
巨髎
下關
頰車
大迎
人迎
水突
地倉
氣舍
缺盆
氣戶
庫房
屋翳
膺窗
乳中
乳根
不容
承滿
梁門
關門
太乙
滑肉門
天樞
大巨
外陵
水道
歸來
氣衝
髀關
屬胃絡脾
伏兔
陰市
梁丘
犢鼻
三里
豐隆
上巨虛
條口
下巨虛
解溪
衝陽
陷谷
內庭
厲兌

古代經絡圖・足陽明胃經

中醫看胃腑

1. **受納水穀**。胃主受納水穀，是指胃氣具有接受和容納飲食水穀的作用。飲食入口，經過食道，容納並暫存於胃腑，這一過程稱之為受納，故稱胃為「太倉」、「水穀之海」。

2. **腐熟水穀**。胃主腐熟水穀，是指胃氣將食物進行初步消化，形成食糜的過程。

3. **中醫學非常重視「胃氣」，認為「人以胃氣為本」。** 有胃氣則生，無胃氣則死。因此處方用藥應注意「勿傷胃氣」，否則胃氣一敗，百藥難施。

胃經的主治病症

1. 嘔吐、腹脹、腹痛、水腫、食慾不振等消化系統病症。

2. 目赤、咽喉腫痛、牙痛、口角歪斜、耳鳴、耳聾等頭面五官病症。

3. 昏厥、癲狂、中風等神經精神系統病症。

4. 咳嗽氣喘、膝關節腫痛等經脈循行部位的病症。

5. 對部分腧穴有強壯作用。

承泣　趕走黑眼圈

承，承接；泣，落淚。穴在目下，泣下則相承，故名承泣。

功效主治　散風清熱、明目止淚。主治目赤腫痛、夜盲、近視、口眼歪斜、面肌痙攣。
腧穴位置　在面部，眼球與眶下緣之間、瞳孔直下。
快速取穴　直視前方，瞳孔正下方眼球與眼眶下緣之間即是。
特效按摩　①用食指指腹揉承泣1～3分鐘，可促進眼部氣血循環，改善黑眼圈。
　　　　　②經常按摩本穴對眼部具有保健作用，可治療急慢性結膜炎、近視、視神
　　　　　經萎縮等眼部病症。

四白　明目養顏的好幫手

本穴在目下 1 寸，為上下左右四面，平白無飾、光明顯見之處，故名四白。

功效主治　祛風明目、通經活絡。主治目赤腫痛、近視、頭痛、牙痛、黃褐斑。
腧穴位置　在面部，眶下孔處。
快速取穴　直視前方，瞳孔直下、在眶下孔凹陷處即是。
特效按摩　食指指腹按揉本穴，有痠脹感為佳，每次 1 ～ 3 分鐘，可緩解眼疲勞、 眼
　　　　　乾澀等。

巨髎　五官病症的專家

巨，大；髎，骨空處。本穴位於顴骨與下頜骨間的較大凹陷處，故名巨髎。

功效主治　清熱息風、明目退翳。主治口眼歪斜、牙痛、鼻出血、唇頰腫、眼瞼痙攣。
腧穴位置　在面部，鼻唇溝外側，目中線上。
快速取穴　正坐平視，瞳孔直下垂直線與鼻翼下緣水平線的交點處即是。
特效按摩　①點按巨髎3～5分鐘，可輔助治療口眼歪斜。②堅持按摩本穴對於五官病
　　　　　症也有很好的療效，如近視、結膜炎、鼻炎、上頜竇炎、牙痛等。

⭐ 地倉　提拉養顏駐青春

地，即下部；倉，為收藏糧食之處。本穴位於面之下部，且口腔為容納水穀食物之所，故名。

功效主治　祛風止痛、舒筋活絡。主治口眼歪斜、流涎、眼瞼痙攣、三叉神經痛。
腧穴位置　在面部，口角旁開0.4寸（指寸）。
快速取穴　口角旁，本穴在鼻唇溝或鼻唇溝延長線上。
特效按摩　①輕閉口，用食指指甲垂直下壓本穴，每日早晚各1次，每次1～3分鐘，有
　　　　　改善面部鬆弛、提拉嘴角的功效。②經常按摩本穴可治療口角炎、小兒流涎。

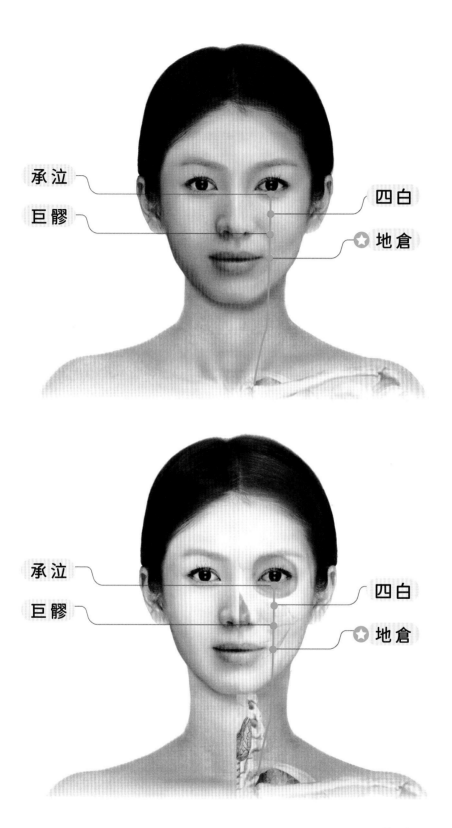

承泣

巨髎

四白

地倉

承泣

巨髎

四白

地倉

大迎　改善面部氣色差

大，大小之大；迎，迎接。本穴在大迎脈（面動脈）旁，故名大迎。

功效主治　祛風通絡、消腫止痛。主治頰腫、牙痛、口眼歪斜、三叉神經痛。

腧穴位置　在面部，下頜角前方、咬肌附著部的前緣凹陷中、面動脈搏動處。

快速取穴　閉口鼓氣，下頜角前下的凹陷處即是。

特效按摩　用拇指按揉大迎，每次1～3分鐘，可促進局部氣血循環，預防面部病症。

★ 頰車　口眼歪斜尋頰車

頰，指面旁；車，指牙關。穴當頰部咬肌處，故名頰車。

功效主治　祛風清熱、開關通絡。主治口眼歪斜、牙痛、扁桃腺炎、顳下頜關節炎。

腧穴位置　在面部，下頜角前上方1橫指（中指）。

快速取穴　沿下頜角角平分線上1橫指，閉口咬緊牙時咬肌隆起，放鬆時按之有凹陷處
　　　　　即是。

特效按摩　拇指按揉雙側本穴，每次3～5分鐘，對下頜關節炎、腮腺炎有一定的保健
　　　　　作用。

★ 下關　口耳病症常備穴

本穴位於顴弓之下，與上關相對，故名下關。

功效主治　消腫止痛、聰耳通絡。主治耳聾、耳鳴、牙痛、口眼歪斜、高血壓、顳下頜
　　　　　關節炎。

腧穴位置　在面部，顴弓下緣中央與下頜切跡之間凹陷中。

快速取穴　耳屏向前1橫指可觸及一高骨，其下方有凹陷處即是。

特效按摩　①用雙手食指、中指按揉穴位，每次1～3分鐘，以痠脹為度，能夠有效的治
　　　　　療耳鳴、耳聾，對下頜脫臼、顳頜關節功能紊亂等，也有顯著療效。②長期
　　　　　按摩還能輔助治療高血壓、緩解眩暈。

★ 頭維　頭痛、目眩來找它

穴在頭部發角，為頭之維，故名頭維。

功效主治　清頭明目、止痛鎮痙。主治頭痛、眩暈、眼瞼痙攣、脫髮、斑禿、少年白髮。

腧穴位置　在頭部，額角髮際直上0.5寸、頭正中線旁開4.5寸。

快速取穴　額角向髮際裡輕推、約1指寬處即是。

特效按摩　①雙手拇指按壓雙側頭維，配合呼吸緩慢的按揉，約5秒為1組，持續3～
　　　　　5分鐘。配合合谷按摩，可止頭痛；配合太衝按摩，可治療目眩。②長期按
　　　　　摩本穴，可輔助治療高血壓。

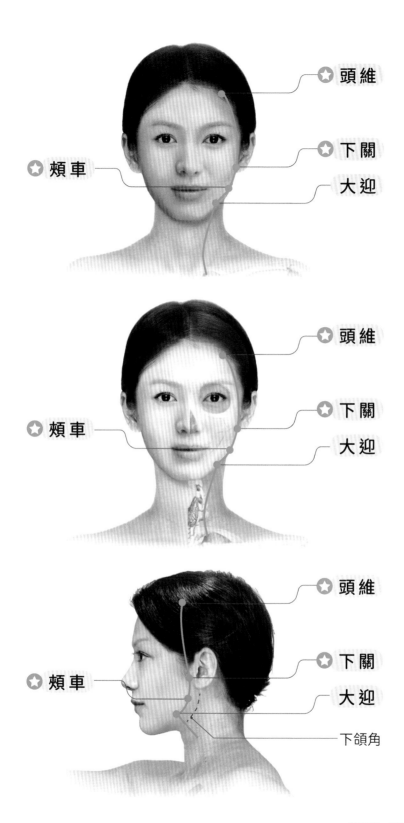

頭維

下關

大迎

頰車

頭維

下關

大迎

頰車

頭維

下關

大迎

頰車

下頷角

人迎　調節血壓保健康

人，人類；迎，迎接。古者以此候三陽之氣，謂人氣所迎會也，故名人迎。

功效主治 利咽散結、理氣降逆。主治咽喉腫痛、甲狀腺腫大、頭痛、眩暈、高血壓。

腧穴位置 在頸部，橫平喉結、胸鎖乳突肌前緣、頸總動脈搏動處。

快速取穴 喉結旁開2橫指處即是。

特效按摩 用拇指指腹上下按壓穴位，力度不宜過大，每日2次，每次1～3分鐘，對高血壓、咽喉炎、甲狀腺機能亢進、甲狀腺腫大等具有保健作用。

水突　化解咽喉腫痛

水，水穀飲食；突，通道。穴在食道旁，故名水突。

功效主治 清熱利咽、降逆平喘。主治咳嗽、哮喘、咽喉腫痛、頸淋巴結核。

腧穴位置 在頸部，橫平環狀軟骨、胸鎖乳突肌前緣。

快速取穴 胸鎖乳突肌前緣人迎、氣舍連線中點處即是。

特效按摩 拇指按住本穴，以不感到難受為宜，逐漸用力深按，保持10秒，然後鬆開，一壓一鬆為一個循環，持續3～5分鐘，每日3～4次，對治療咽喉腫痛效果頗佳。

氣舍　緩解落枕有奇效

氣，空氣；舍，宅舍。穴在氣管旁，猶如氣之宅舍，故名。

功效主治 清咽利肺、理氣散結。主治咳嗽、咽喉腫痛、落枕、甲狀腺腫瘤、頸項強痛。

腧穴位置 在胸鎖乳突肌區，鎖骨上小窩、鎖骨胸骨端上緣、胸鎖乳突肌胸骨頭與鎖骨頭中間的凹陷中。

快速取穴 人迎直下，鎖骨的上緣處即是。

特效按摩 落枕時，配合翳風按揉。手法要輕揉，按揉至肌肉疼痛緩解即可。

缺盆　手指麻木可找它

穴當鎖骨上窩內，此窩凹陷如盆，形狀不規則，故名。

功效主治 寬胸利膈、止咳平喘。主治咳嗽、哮喘、咽喉腫痛、頸淋巴結核、手指麻木。

腧穴位置 在頸外側區，鎖骨上大窩、鎖骨上緣凹陷中、前正中線旁開4寸。

快速取穴 乳中線直上鎖骨上方有一凹陷處，按之有痠脹感處即是。

特效按摩 手指麻木時，拇指點揉缺盆，有痠脹感為宜。有時感覺可傳上上肢，直至痠脹減弱，鬆開手指，麻木多能有改善。

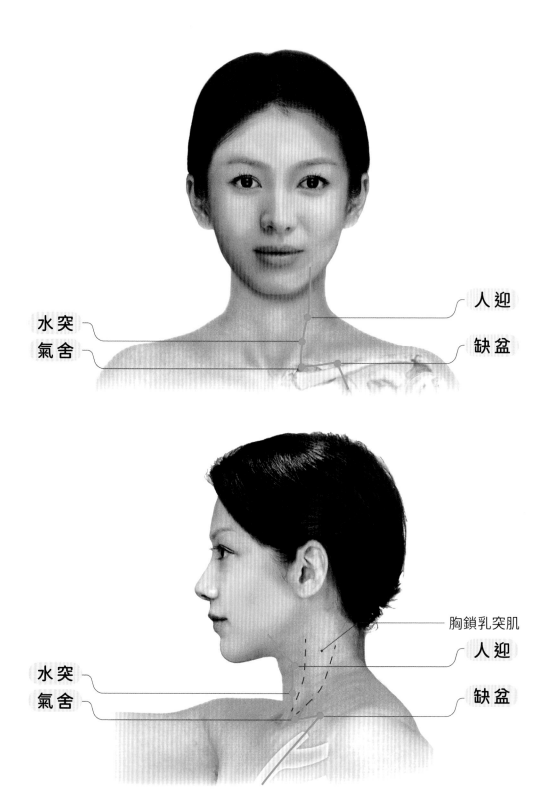

水突
氣舍
人迎
缺盆

胸鎖乳突肌
人迎
缺盆
水突
氣舍

氣戶　咳嗽氣喘不再怕 ·······

戶，門戶。本穴善治喘逆上氣，功在肅降肺氣，猶如氣息出入之門戶，故名。

功效主治 理氣寬胸、止咳平喘。主治咳嗽、哮喘、呃逆、胸脇*脹滿。
腧穴位置 在胸部，鎖骨下緣、前正中線旁開4寸。
快速取穴 乳中線與鎖骨下緣相交的凹陷處，按之痠脹處即是。
特效按摩 平躺時，按摩本穴可緩解咳嗽氣喘。

★脇：腋下到肋骨盡頭的部位，亦指「肋骨」。

庫房　緩解胸悶脹痛 ·······

庫房為儲物之所，本穴居肌肉豐厚隆起處，故名。

功效主治 理氣寬胸、清熱化痰。主治咳嗽、哮喘、咳唾膿血、胸脇脹痛。
腧穴位置 在胸部，第一肋間隙，前正中線旁開4寸。
快速取穴 從乳頭所在間隙、沿垂直線向上3個肋間隙、按之痠脹處即是。
特效按摩 平躺時，配合屋翳按摩可緩解胸悶脹痛。

屋翳　配合庫房解胸悶 ·······

屋翳，指頂部的覆蓋物，穴在上胸部，故名。

功效主治 止咳化痰、消癰*止癢。主治咳嗽、哮喘、胸脇脹滿、乳腺炎、乳腺纖維瘤、
　　　　　　肋間神經痛。
腧穴位置 在胸部，第二肋間隙、前正中線旁開4寸。
快速取穴 從乳頭所在間隙、向上兩肋間隙為第二肋間隙，按壓有痠脹感處即是。
特效按摩 同庫房。

★癰ㄩ：皮膚的化膿性及壞死性炎症。

膺窗　常按膺窗，咳嗽不來 ·······

膺，胸膺；窗，窗戶。穴在胸膺部，猶如胸室之窗，故名。

功效主治 止咳寧嗽、消腫清熱。主治咳嗽、哮喘、胸脇脹痛、乳腺炎、乳汁不暢。
腧穴位置 在胸部，第三肋間隙、前正中線旁開4寸。
快速取穴 從乳頭所在間隙、向上一個肋間隙為第三肋間隙，按之痠脹處即是。
特效按摩 拇指按摩本穴，每日2次，可降低胸腔內部高壓，釋放胸腔內部能量，緩
　　　　　　解咳嗽氣喘、胸肋脹滿等。

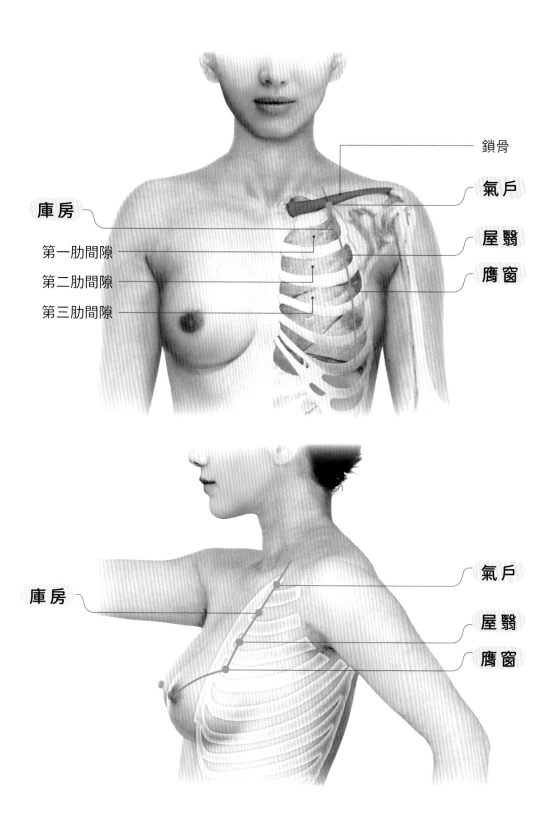

鎖骨

氣戶

庫房

第一肋間隙

屋翳

第二肋間隙

膺窗

第三肋間隙

庫房

氣戶

屋翳

膺窗

乳中　乳腺疾病保健穴

本穴位處乳頭之正中，故名。

功效主治 調氣醒神。對乳腺疾病、性冷淡有一定的療效。本穴不針不灸，只作胸腹部腧穴的定位標誌。

腧穴位置 在胸部，乳頭中央。

快速取穴 乳頭所在處即是。

特效按摩 治療產後乳少者，用拇指和食指輕捏轉乳頭或以指腹按壓，每次1～3分鐘。配合乳根按壓，效果更佳。

乳根　讓乳房更健康

本穴位於乳房根部，故名。

功效主治 通乳化瘀、宣肺利氣。主治咳嗽、哮喘、胸悶、乳腺炎、產後缺乳、乳汁不暢。

腧穴位置 在胸部，第五肋間隙、前正中線旁開4寸。

快速取穴 男性在乳頭下一肋處。女性在乳房根部弧線中點處。

特效按摩 治療產後乳少者，以拇指點揉乳根，同時配合按壓乳中則效果更佳。

不容　讓腸胃更健康

容，容納。穴在上腹部，意指胃納水穀達此高度，不可再納，故名。

功效主治 調中和胃、理氣止痛。主治嘔吐、胃痛、腹脹、食慾不振、咳嗽、咳痰。

腧穴位置 在上腹部，臍中上6寸、前正中線旁開2寸。

快速取穴 從肚臍向上量兩個4橫指，再水平旁開3橫指處即是。

特效按摩 用拇指點揉不容，同時配合承滿、梁門，由輕到重，可逐步緩解胃脹、嘔吐等，對緩解肋間神經痛也有一定的效果。

承滿　遠離消化不良

承，受納；滿，飽滿。穴近胃上部，意指承納水穀飲食，至此已達飽滿，故名。

功效主治 理氣和胃、降逆止嘔。主治胃痛、腹脹、食慾不振、吐血。

腧穴位置 在上腹部，臍中上5寸、前正中線旁開2寸。

快速取穴 天樞上5寸、不容下1寸、上脘旁開2寸。

特效按摩 用拇指點揉承滿，同時配合不容、梁門，由輕到重，可逐步緩解消化不良等。

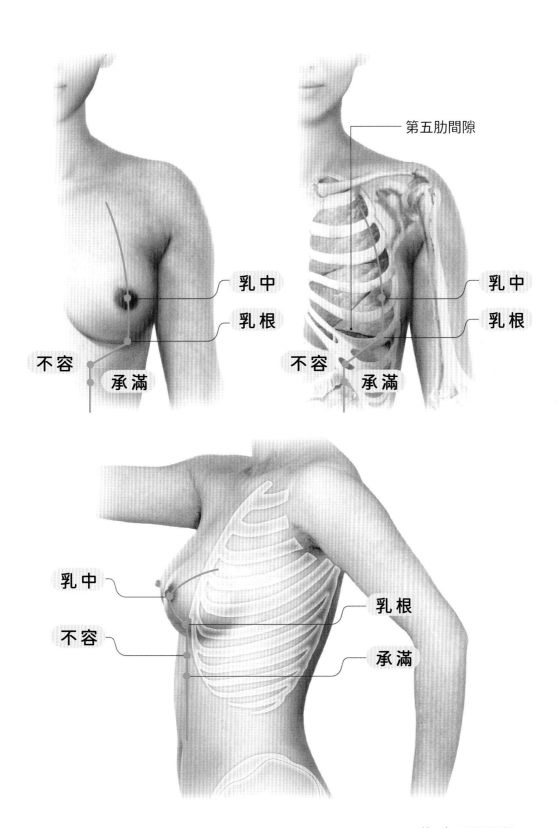

第五肋間隙

乳中

乳根

不容

承滿

乳中

乳根

不容

承滿

乳中

乳根

不容

承滿

⭐ 梁門　消食和胃它有功

梁,橫樑;門,出入之處。穴當胃脘部,故名。

功效主治　和胃理氣、健脾調中。主治胃痛、嘔吐、食慾不振、腹脹、泄瀉。

腧穴位置　在上腹部,臍中上4寸、前正中線旁開2寸。

快速取穴　肚臍與胸劍聯合連線的中點、水平旁開3橫指處即是。

特效按摩　用拇指點揉梁門,同時配合不容、承滿,由輕到重,可消食和胃。

關門　反酸症狀就找它

關,關隘;門,出入之處。穴在上腹部,當胃腸通道的關口,故名。

功效主治　調理腸胃、利水消腫。主治腹痛、腹脹、腸鳴、泄瀉、水腫。

腧穴位置　在上腹部,臍中上3寸、前正中線旁開2寸。

快速取穴　從肚臍沿前正中線向上量4橫指,再水平旁開3橫指處即是。

特效按摩　三指併攏垂直下按,稍用力,每次1～5分鐘,每日2次,可緩解胃反酸。

太乙　噁心欲嘔按太乙

太,即大;乙,曲。本穴位於腹部,內應於長且多曲之小腸腑,故名。

功效主治　滌痰開竅、鎮驚安神。主治胃痛、癲狂、心煩、噁心、煩躁。

腧穴位置　在上腹部,臍中上2寸、前正中線旁開2寸。

快速取穴　從肚臍沿前正中線向上量3橫指,再水平旁開3橫指處即是。

特效按摩　三指併攏垂直下按,稍用力,每次1～5分鐘,每日2次,可治療噁心欲嘔。

⭐ 滑肉門　讓身材更窈窕

滑肉,指初步消化後的精細食物。穴平臍上1寸,食物至此已分清別濁,猶如精細食物通過之門戶,故名。

功效主治　鎮驚安神、清心開竅。主治胃痛、嘔吐、癲狂、吐舌、神經衰弱。

腧穴位置　在上腹部,臍中上1寸、前正中線旁開2寸。

快速取穴　從肚臍沿前正中線向上量1橫指,再水平旁開3橫指處即是。

特效按摩　每日堅持按摩本穴,有塑身、保持體態的功效。

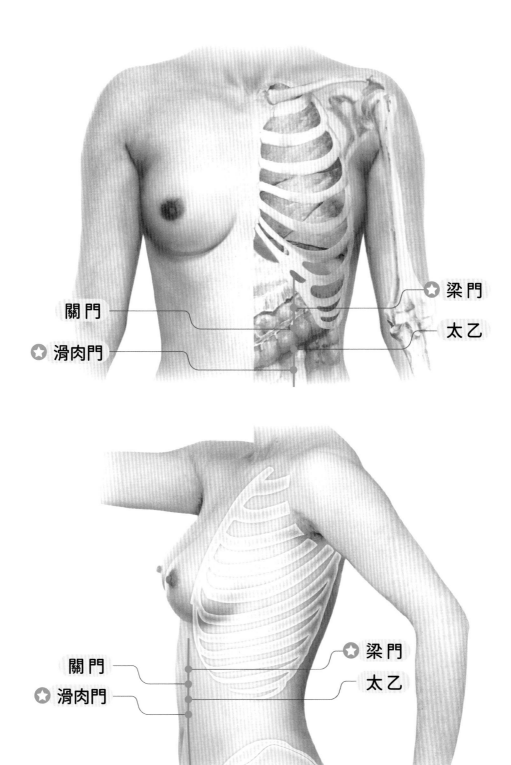

關門
滑肉門
梁門
太乙

關門
滑肉門
梁門
太乙

⭐ 天樞　腹瀉、便祕都可用 ⋯⋯⋯⋯⋯⋯⋯⋯⋯⋯⋯⋯⋯⋯⋯⋯⋯⋯⋯⋯⋯⋯⋯⋯⋯

樞，樞紐。本穴位於腹部之正中水平，功在輸轉中焦與下焦之氣機，具有樞紐之效，故名。

功效主治　調中和胃、理氣健脾。主治腹脹腸鳴、繞臍腹痛、便祕、泄瀉、痢疾、女子腹部腫塊、月經不調、痛經、肥胖。

腧穴位置　在腹部，橫平臍中、前正中線旁開2寸。

快速取穴　從肚臍中旁開3橫指處即是。

特效按摩　①經常按摩本穴可改善胃腸功能，治療便祕、胃腸炎、小兒腹瀉等。
　　　　　②以拇指向下按壓30秒後放開，重複按壓幾次；或握空拳敲打數分鐘。左右穴都做，有瘦身減肥、消水腫的功效。

⭐ 外陵　痛經、腸痙攣全搞定 ⋯⋯⋯⋯⋯⋯⋯⋯⋯⋯⋯⋯⋯⋯⋯⋯⋯⋯⋯⋯⋯⋯⋯⋯⋯

外，指腹中線之外側；陵，喻指高起之處。本穴位處臍腹之外下方，正為腹直肌隆起之處，故名。

功效主治　和胃化溼、理氣止痛。主治腹痛、痛經、疝氣、胃下垂。

腧穴位置　在下腹部，臍中下1寸、前正中線旁開2寸。

快速取穴　從肚臍沿前正中線向下量1橫指，再水平旁開3橫指處即是。

特效按摩　腸痙攣或者痛經時按摩本穴，每次3～5分鐘，可緩解疼痛。

大巨　緩解下腹疼痛 ⋯⋯⋯⋯⋯⋯⋯⋯⋯⋯⋯⋯⋯⋯⋯⋯⋯⋯⋯⋯⋯⋯⋯⋯⋯⋯⋯⋯⋯

巨，大。本穴位於腹部隆起之最高突處，故名。

功效主治　調腸胃、固腎氣。主治腹脹、小便不利、疝氣、遺精、早洩、腰扭傷。

腧穴位置　在下腹部，臍中下2寸、前正中線旁開2寸。

快速取穴　從肚臍沿前正中線向下量3橫指，再水平旁開3橫指處即是。

特效按摩　腹痛時按摩本穴，每次3～5分鐘，可減輕疼痛。

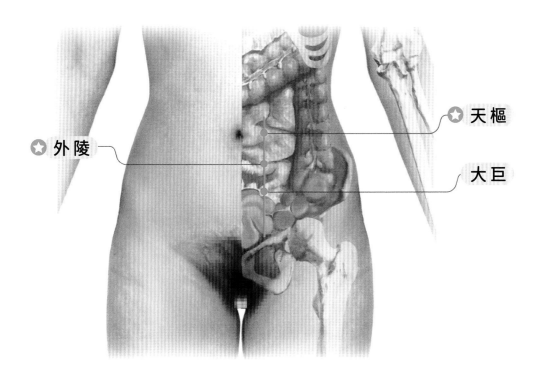

天樞

外陵

大巨

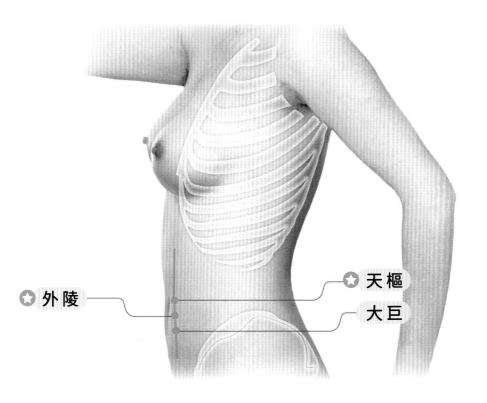

外陵

天樞

大巨

⭐ 水 道 對付小便問題

水，水流；道，通道。本穴位於小腹部，內應於膀胱，功在通利水道，故名。

功效主治 利水消腫、調經止痛。主治水腫、小便不利、小腹脹滿、痛經、不孕、疝氣、泌尿系統結石。

腧穴位置 在下腹部，臍中下3寸、前正中線旁開2寸。

快速取穴 從肚臍沿前正中線向下量4橫指，再水平旁開3橫指處即是。

特效按摩 每日堅持按揉本穴，改善小便淋漓不盡的效果顯著。

⭐ 歸 來 解決難言之隱

歸，歸還；來，到來。本穴能治療子宮脫垂，使其回復原位，故名。

功效主治 活血化瘀、調經止痛。主治腹痛、月經不調、子宮脫垂、陰道脫垂、帶下、陽痿。

腧穴位置 在下腹部，臍中下4寸、前正中線旁開2寸。

快速取穴 從恥骨聯合上緣上1橫指處、再旁開3橫指處即是。

特效按摩 三指指腹垂直下按本穴，以中指為中心，由內而外按揉，每日2次，長期堅持，可改善月經不調、不孕、帶下、陽痿等。

氣 衝 腸鳴、腹痛不用怕

氣，經氣；衝，衝要。穴在氣衝部位，為經氣流注之衝要，故名。

功效主治 調經血、舒宗筋、理氣止痛。主治腹痛、陽痿、疝氣、月經不調、不孕、膀胱炎、遺尿、尿頻。

腧穴位置 在腹股溝區，恥骨聯合上緣、前正中線旁開2寸、動脈搏動處。

快速取穴 恥骨聯合上緣中點旁開2寸處即是。

特效按摩 腸鳴、腹痛時配合氣海，以食指指腹按揉，每次3～5分鐘，可緩解症狀。

髀 關 改善下肢麻木

髀，股部；關，指轉動處。穴近股關節，故名。

功效主治 強腰膝、通經絡。主治下肢痿痹[*]、腰膝冷痛、腹痛、肥胖、坐骨神經痛。

腧穴位置 在股前區，股直肌近端、縫匠肌與闊筋膜張肌3條肌肉之間凹陷中。

快速取穴 髂前上棘與髕骨外緣連線上，屈股時和會陰相平的連線上，可觸及一凹陷處即是。

特效按摩 治療下肢麻木無力時，配合伏兔，用三指按揉或握拳輕敲，每次3～5分鐘。

★痿痹：肢體萎縮麻痺不能動作。

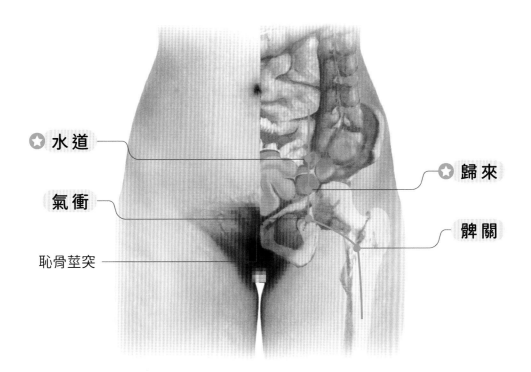

水 道

氣 衝

恥骨莖突

歸 來

髀 關

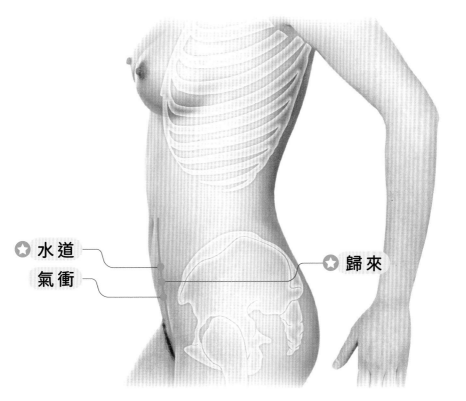

水 道

氣 衝

歸 來

⭐ 伏兔　腰腿舒服少不了 ....

伏，俯伏。穴在大腿前面股四頭肌隆起處，形似伏兔之狀，故名。

功效主治　散寒化溼、疏通經絡。主治腰膝冷痛、下肢痿痹、疝氣、坐骨神經痛、肥胖。

腧穴位置　在股前區，髕底上6寸、髂前上棘與髕底外側端的連線上。

快速取穴　手掌後第一橫紋中點按在髕骨上緣中點，手指併攏壓在大腿上，當中指尖端所達處即是。

特效按摩　治療下肢麻木無力時，配合髀關，用三指按揉或握拳輕敲，每次3～5分鐘。

⭐ 陰市　下肢水腫它擅長 ....

陰，陰陽之陰，指寒邪；市，集市，聚散之意。穴能疏散膝部寒氣，故名。

功效主治　溫經散寒、理氣止痛。主治腹脹、腹痛、腿膝痿痹、屈伸不利、下身發冷。

腧穴位置　在股前區，髕底上3寸、股直肌肌腱外側緣。

快速取穴　伏兔與髕底處側端連線中點即是。

特效按摩　下肢水腫時，可用拇指點按本穴，每次3～5分鐘，每日3次，症狀會有所改善。

⭐ 梁丘　胃痛必不可少 ....

梁，山梁；丘，丘陵。形如山梁丘陵，穴當其處，故名。

功效主治　理氣和胃、通經活絡。主治急性胃炎、乳腺炎、膝關節腫痛、下肢不遂、腹瀉。

腧穴位置　在股前區，髕底上2寸、股外側肌與股直肌肌腱之間。

快速取穴　下肢用力蹬直時，髕骨外上緣的凹陷正中處即是。

特效按摩　①胃痛時點揉本穴，直至局部壓痛感減輕，胃痛多有好轉。②長按梁丘對保護膝關節有一定的作用。③以拇指向下按30秒後放開，重複幾次；或握空拳敲打數分鐘，左右穴都做，對急性胃病發作有急救之效。

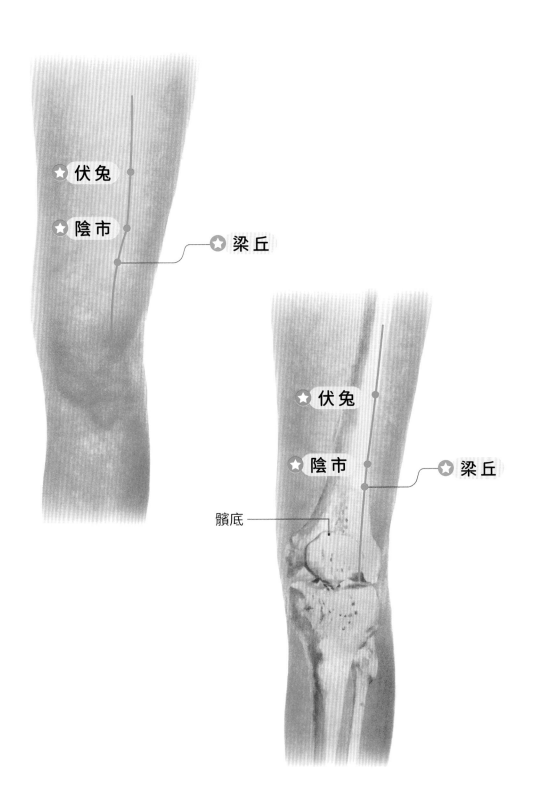

伏兔

陰市

梁丘

伏兔

陰市

梁丘

髕底

⭐ 犢鼻　治療肛門括約肌功能減退 ⋯⋯⋯⋯⋯⋯⋯⋯⋯⋯⋯⋯⋯⋯⋯⋯⋯⋯

犢，小牛。膝部髕韌帶兩旁凹陷宛如牛犢鼻孔，穴在其中，故名。

功效主治 通經活絡、消腫止痛。主治膝腫痛。

腧穴位置 在膝前區，髕韌帶外側凹陷中。

快速取穴 屈膝45°，髕骨外下方的凹陷中即是。

特效按摩 經常按摩本穴，對肛門括約肌功能消失或減退，也有很好的治療、保健作用。

⭐ 足三里　改善腹部、下半身病痛 ⋯⋯⋯⋯⋯⋯⋯⋯⋯⋯⋯⋯⋯⋯⋯⋯⋯⋯

本穴位於膝下3寸，因稱「三里」。

功效主治 健脾和胃、扶正培元。主治胃痛、嘔吐、反胃、腹脹、腹痛、腸鳴、消化
不良、泄瀉、便祕、痢疾、乳腺炎、虛勞羸瘦、咳嗽氣喘、心悸氣短、頭暈、
失眠、癲狂、膝痛、下肢痿痹、水腫、黃褐斑、少年白髮、更年期症候群、
產後缺乳。

腧穴位置 在小腿外側，犢鼻下3寸、犢鼻與解溪連線上。

快速取穴 犢鼻直下量4橫指處即是。

特效按摩 ①經常用指間關節按摩本穴，每日5～10分鐘，可以增強體質、消除疲勞、
延緩衰老，還可降低血脂。②胃痛時，稍用力按揉本穴50～60次，以痠
脹為度，配合梁丘、內關按揉的效果更佳。③以拇指向下直按30秒後放開，
重複按壓幾次；或握空拳敲打數分鐘。左右穴都做，可緩解各種疼痛，尤
其是腹部、下半身病痛。孕婦禁用。

⭐ 上巨虛　可解毒通便 ⋯⋯⋯⋯⋯⋯⋯⋯⋯⋯⋯⋯⋯⋯⋯⋯⋯⋯⋯⋯⋯⋯⋯⋯

上，上方；巨，巨大；虛，空隙。脛、腓骨之間形成較大空隙，穴在此空隙上方，故名。

功效主治 調和腸胃、通經活絡。主治腸痛、闌尾炎、泄瀉、便祕、下肢痿痹。

腧穴位置 在小腿外側，犢鼻下6寸、犢鼻與解溪連線上。

快速取穴 犢鼻向下直量兩次4橫指處，脛、腓骨之間即是。

特效按摩 若遇排便不暢，可在平時用拇指按揉本穴，每日3～5分鐘，可有效改善。

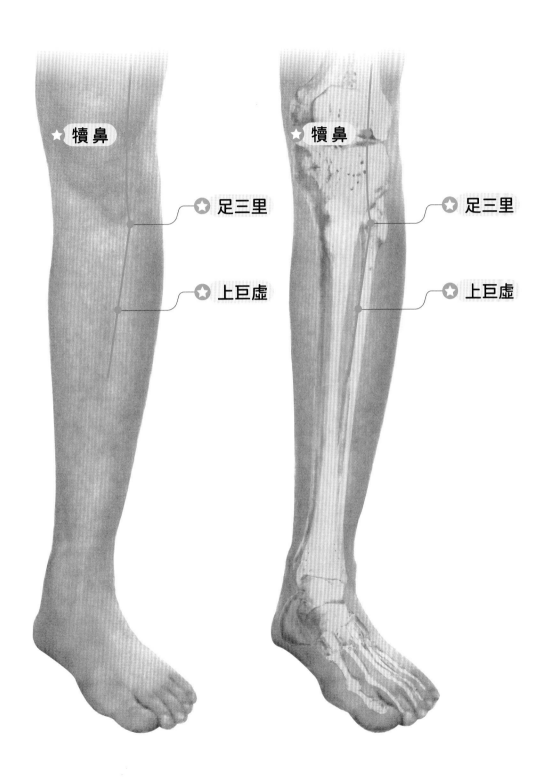

犢鼻

足三里

上巨虛

犢鼻

足三里

上巨虛

⭐ 條口　讓肩膀活動起來

穴處脛骨前肌，狹長如「條」；又居脛腓兩骨之間，按之虛大有「口」，故名。

功效主治 舒筋活絡、理氣和中。主治下肢痿痺、肩臂痛、膝關節疼痛、下肢發冷。

腧穴位置 在小腿外側，犢鼻下8寸、犢鼻與解溪連線上。

快速取穴 平膕*橫紋與外踝尖連線之中點、在脛、腓骨之間。

特效按摩 肩關節活動不利時，可用力掐按對側本穴，以痠脹明顯為度，同時活動患者肩關節，每次2～3分鐘。

　　　　　　　　　　　　　　　　　　　　　　　★膕：膝蓋後彎腿處。

⭐ 下巨虛　消化不良常按揉

下，下方；巨，巨大；虛，空隙。脛、腓骨之間形成較大空隙，穴在此空隙下方，故名。

功效主治 調腸胃、通經絡、安神志。主治小腹痛、泄瀉、痢疾、乳腺炎、下肢痿痺。

腧穴位置 在小腿外側，犢鼻下9寸，犢鼻與解溪連線上。

快速取穴 從條口向下量1橫指、在脛、腓骨之間凹陷處。

特效按摩 若遇瀉下不消化食物，可長期按揉本穴，每次3～5分鐘。

⭐ 豐隆　除溼化痰第一穴

豐，豐滿；隆，隆起。穴在小腿肌肉豐滿隆起處，故名。

功效主治 健脾化痰、和胃降逆、開竅。主治咳嗽、痰多、哮喘、頭痛、眩暈、癲癇、下肢痿痺、肥胖、食慾不振、高脂血症。

腧穴位置 在小腿外側，外踝尖上8寸、脛骨前肌的外緣。

快速取穴 犢鼻與解溪連線的中點，條口外側1橫指處即是。

特效按摩 ①長期按揉本穴，可緩解痰多、咳嗽、鼻炎等。②以拇指向下按壓30秒後放開，重複按壓幾次，左右穴都做，可豐胸、健脾理胃。

⭐ 解溪　對牙痛、心煩說再見

解，分解；溪，溝溪，指體表較小凹陷。穴在踝關節前骨節凹陷中，故名。

功效主治 舒筋活絡、清胃化痰、鎮驚安神。主治頭痛、眩暈、癲狂、腹脹、便祕、下肢痿痺、足踝腫痛、痛風。

腧穴位置 在踝區，踝關節前面中央凹陷中、拇長伸肌腱與趾長伸肌腱之間。

快速取穴 令足趾上蹺，顯現足背部兩肌腱，穴在兩腱之間，內、外踝尖連線的中點。

特效按摩 本穴能引上焦鬱熱下行，故常按本穴位，能夠治療牙痛、心煩、目赤等。

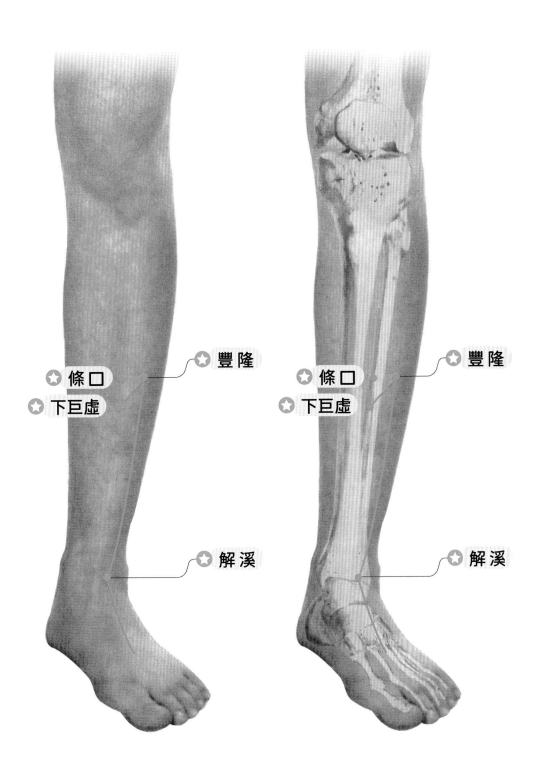

⭐ 條口
⭐ 下巨虛
⭐ 豐隆
⭐ 解溪

⭐ 條口
⭐ 下巨虛
⭐ 豐隆
⭐ 解溪

衝陽 除胃病，增食慾 ··

衝，衝要；陽，陰陽之陽。穴在衝陽脈（足背動脈）所在之處，故名。

功效主治 和胃化痰、通絡寧神。主治胃痛、口眼歪斜、牙痛、足背腫痛、多汗症。

腧穴位置 在足背，第二蹠*骨基底部與中間楔狀骨關節處，可觸及足背動脈。

快速取穴 足背最高點、兩條筋之間凹陷處即是。

特效按摩 胃痙攣、胃炎反覆發作時，用拇指指尖下壓按摩本穴，可及時緩解症狀。

★蹠：腳掌。

陷谷 治慢性胃炎、腸炎 ··

陷，凹陷；谷，山谷。穴在足背第二、三蹠骨間凹陷如谷處，故名。

功效主治 和胃行水、理氣止痛。主治目赤腫痛、足背腫痛、慢性胃炎、腸炎、腰扭傷。

腧穴位置 在足背，第二、三蹠骨間，第二蹠趾關節近端凹陷中。

快速取穴 足背第二、三蹠骨結合部之前凹陷處即是。

特效按摩 經常按摩本穴可調理消化系統病症，如慢性胃炎、腸炎等。

⭐ **內 庭** 止牙痛療效佳 ··

內，裡邊；庭，庭院。穴處趾縫之間，猶如門內的庭院，故名。

功效主治 清胃瀉火、理氣止痛。主治牙痛、咽喉腫痛、口眼歪斜、鼻出血、發熱、腹痛、腹脹、便祕、痢疾、足背腫痛、神經性嘔吐。

腧穴位置 在足背，第二、三趾間，趾蹼緣後方、赤白肉際處。

快速取穴 足背第二、三趾的趾蹼正中略後、約半橫指處即是。

特效按摩 用拇指掐按本穴至出現疼痛感，保持刺激3～5分鐘，牙痛、牙齦炎發作時能緩解疼痛。

厲兌 常按厲兌，改善睡眠 ··

厲，指足部；兌，通「銳」，意為尖端。本穴位於足趾的最前端，故名。

功效主治 清熱和胃、蘇厥醒神、通經活絡。主治牙痛、口眼歪斜、咽喉腫痛、鼻出血、癲狂、發熱、足背腫痛、神經衰弱、多夢。

腧穴位置 在足趾，第二趾末節外側、趾甲根角側後方0.1寸（指寸）。

快速取穴 足背第二趾趾甲內側緣、與趾甲下緣各作一垂線之交點處即是。

特效按摩 以拇指掐按本穴，輕微刺激，每次1～3分鐘，每日2次，配合內關、神門，可有效改善多夢，使夜寐安寧。

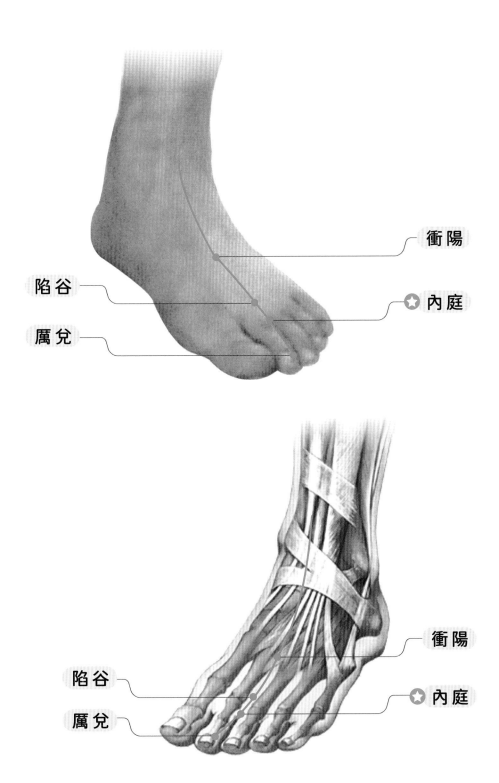

衝陽

陷谷

厲兌

⭐ 內庭

衝陽

陷谷

厲兌

⭐ 內庭

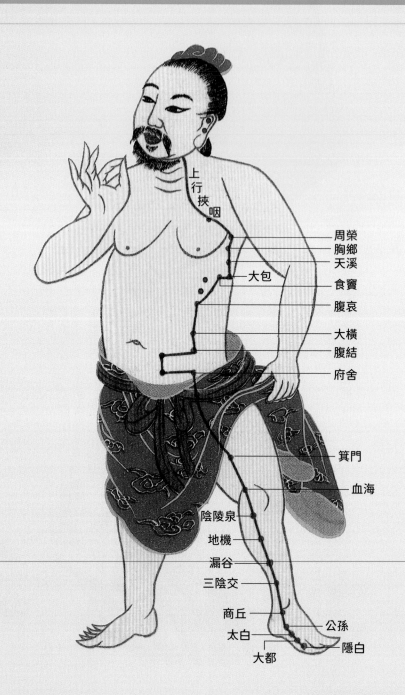

上行挾咽

周榮
胸鄉
天溪
大包
食竇
腹哀
大橫
腹結
府舍

箕門

血海

陰陵泉
地機
漏谷
三陰交

商丘
太白
大都
公孫
隱白

古代經絡圖・足太陰脾經

中醫看脾臟

1 **主運化**。運，即轉運輸送；化，即消化吸收。運化包含運化水穀和運化水液。水穀，泛指各種飲食物。脾運化水穀，是指脾對食物的消化吸收作用。運化水液，指中醫認為脾臟具有調節水液代謝的功能。

2 **主生血統血**。脾主生血，指脾有生血的功能。統血，統是統攝、控制的意思。脾主統血，指脾具有統攝血液，使之在經脈中運行而不溢於脈外的功能。

脾經的主治病症

1 嘔吐、胃痛、腹脹、便稀、泄瀉、水腫、黃疸等脾胃病症。

2 中風後言語蹇*澀、舌體不用等舌病。

3 前列腺炎、遺精、陽痿、痛經、月經不調、陰道炎、妊娠嘔吐、難產、惡露不盡、不孕等生殖系統病症。

4 遺尿、尿頻、尿急、尿滯留等泌尿系統病症。

5 皮膚搔癢、溼疹、蕁麻疹等皮膚病症。

6 下肢內側前緣的疼痛、麻木、癱瘓等經脈循行部位的病症。

★蹇：不順暢。

隱白　調經止帶，緩解腹脹

隱，隱藏；白，指「白肉」。以其穴隱於赤白肉際處，故名。

功效主治　調經統血、健脾回陽。主治月經過多、崩漏、尿血、便血、腹脹、小兒驚風。

腧穴位置　在足趾，大拇趾末節內側，趾甲根角側後方0.1寸。

快速取穴　足拇趾趾甲內側緣與下緣各作一垂線之交點處即是。

特效按摩　用拇指掐按穴位每日2次，每次1～3分鐘，對月經過多、子宮痙攣、腹脹不得臥、便血等有一定的療效。

大都　足趾疼痛找大都

大，大小之大；都，都會。穴在大趾，為經氣所留聚之處，故名。

功效主治　泄熱止痛、健脾和中。主治腹脹、胃痛、泄瀉、便祕、足趾痛、指端寒冷。

腧穴位置　在足趾，第一蹠趾關節遠端、赤白肉際凹陷中。

快速取穴　第一蹠趾關節前下方掌背交界線處，可觸及一凹陷處即是。

特效按摩　用拇指掐按穴位，每日2次，每次1～3分鐘，可改善足趾痛等。

太白　調理腸胃

太，甚大；白，指「白肉」。穴在拇趾白肉上，此處之白肉更為開闊，故名。

功效主治　健脾和胃、清熱化溼。主治胃痛、腹脹、泄瀉、便祕、關節疼痛、尿失禁。

腧穴位置　在蹠區，第一蹠趾關節近端赤白肉際凹陷中。

快速取穴　第一蹠趾關節後下方、掌背交界線處可觸及一凹陷處即是。

特效按摩　用拇指掐按穴位每日2次，每次1～3分鐘，可調理胃腸，對胃痙攣、胃炎、消化不良、腹脹、便祕、腸炎等有保健作用。

⭐ 公孫　健脾調衝任

公孫，即黃帝軒轅氏之姓。此處別出之絡脈分支叫公孫，故也稱本穴為公孫。

功效主治　健脾胃、調衝任。主治胃痛、嘔吐、腹脹、腹痛、泄瀉、胸悶、失眠。

腧穴位置　在蹠區，第一蹠骨底的前下緣、赤白肉際處。

快速取穴　足弓後端下緣，可觸及一凹陷處即是。

特效按摩　①用拇指掐按公孫每日2次，每次1～3分鐘，對心肌炎、胸膜炎、癲癇、足跟痛有保健作用。②嘔吐時，按揉公孫、豐隆、膻中各5分鐘，可止嘔。

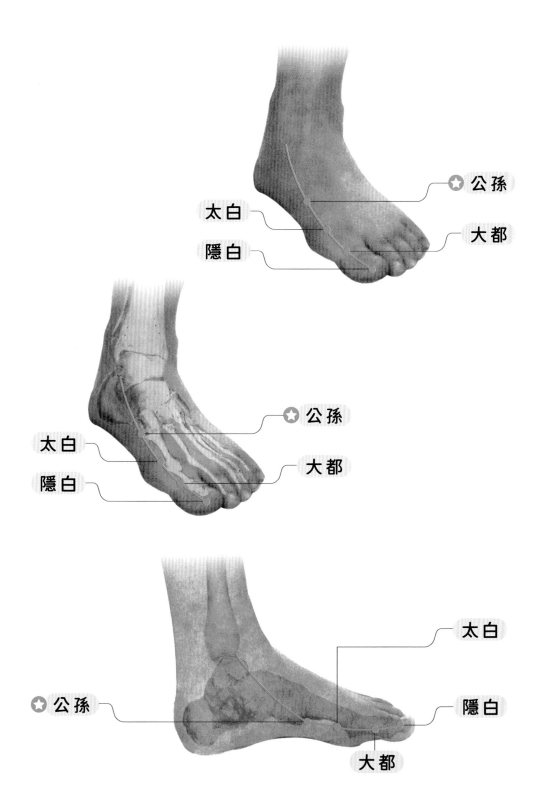

太白

隱白

公孫

大都

公孫

太白

大都

公孫

太白

隱白

大都

商丘　腳踝扭傷就找它

商，五音之一，屬金；丘，丘陵。本穴為足太陰脾經之經穴，屬金，在丘陵樣內踝的前下方，故名。

功效主治　健脾化溼、通調腸胃。主治腹脹、泄瀉、便祕、痔瘡、足踝腫痛、舌本強痛、踝關節扭傷、風溼性關節炎。

腧穴位置　在踝區，內踝前下方、舟骨粗隆與內踝尖連線中點凹陷中。

快速取穴　足內踝前下方，可觸及一凹陷處即是。

特效按摩　用拇指掐按本穴，每日2次，每次1～3分鐘，對小腿抽筋、踝關節及周圍軟組織損傷，可明顯改善症狀。

⭐ 三陰交　婦科病要穴

本穴為足太陰、少陰、厥陰經交會穴，故名。

功效主治　健脾胃、益肝腎、調經帶。主治月經不調、崩漏、帶下、子宮脫垂、陰道脫垂、經閉、難產、產後血暈、惡露不盡、不孕、遺精、陽痿、陰莖痛、疝氣、小便不利、遺尿、水腫、腸鳴腹脹、泄瀉、便祕、失眠、眩暈、下肢痿痹、痤瘡、黃褐斑。

腧穴位置　在小腿內側，內踝尖上3寸、脛骨內側緣後際。

快速取穴　在內踝尖直上4橫指處，脛骨內側面後緣，按壓有痠脹感處即是。

特效按摩　①拇指按揉或輕拍本穴，以痠脹或輕微出痧為度，每日3次，能夠使腹脹、消化不良、食慾不振、失眠、神經衰弱、更年期症候群得到緩解。②按摩本穴還能夠治療男性生殖器官疾病。③經常用拇指按揉本穴亦能去除頭皮屑。

漏谷　調理消化不良

漏，凹陷；谷，山谷。穴居脛骨後內側緣山谷樣凹陷中，故名。

功效主治　健脾和胃、利尿除溼。主治腹脹、腸鳴、小便不利、遺精、下肢痿痹。

腧穴位置　在小腿內側，內踝尖上6寸、脛骨內側緣後際。

快速取穴　從內踝尖直上量兩次4橫指，脛骨內側緣處即是。

特效按摩　拇指按揉或輕拍本穴，以痠脹或輕微出痧為度，每日2次，對胃腸炎、消化不良等有較好的療效。

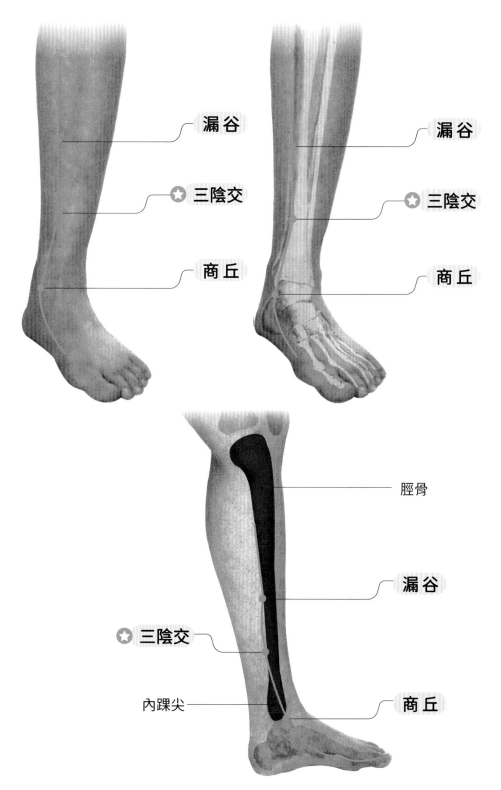

漏谷

三陰交

商丘

漏谷

三陰交

商丘

脛骨

漏谷

三陰交

內踝尖

商丘

⭐ 地機　婦科常見病的良方 --

地，土地，指下肢；機，機要。穴在下肢，局部肌肉最為豐富，是小腿運動的機要部位。

功效主治　健脾滲溼、調經止帶。主治腹脹、腹痛、泄瀉、水腫、小便不利、月經不調、痛經、遺精、腰痛、下肢痿痺、單純性肥胖。

腧穴位置　在小腿內側，陰陵泉下3寸，脛骨內側緣後際。

快速取穴　陰陵泉直下量4橫指，脛骨內側緣處即是。

特效按摩　拇指按揉或輕拍本穴，以痠脹為度，可改善月經不調、陰道炎、乳腺炎。

⭐ 陰陵泉　健脾理氣，益腎調經 --

內側為陰，突起為陵。穴在小腿內側，脛骨內側髁下緣凹陷中，如山陵下之水泉。

功效主治　清利溫熱、健脾理氣、益腎調經、通經活絡。主治腹脹、水腫、黃疸、泄瀉、小便不利或失禁、陰莖痛、遺精、婦人陰痛、帶下、膝痛、低血壓。

腧穴位置　在小腿內側，脛骨內側髁下緣與脛骨內側緣之間的凹陷中。

快速取穴　膝部內側，脛骨內側髁後下方、約與脛骨粗隆下緣平齊處、按壓有痠脹感處即是。

特效按摩　①拇指按揉或輕拍本穴，以痠脹或輕微出痧為度，每日2次，可調理消化系統和婦科疾病。②配合足三里、上巨虛，可治療腹脹、腹瀉。③配合中極、膀胱俞、三陰交，可治療小便不利。④配合肝俞、至陽，可治療黃疸。

⭐ 血海　清熱利溼真本事 --

血，氣血的血；海，海洋。本穴善治各種血證，猶如聚溢血重歸於海，故名。

功效主治　調經統血、健脾化溼。主治月經不調、崩漏、溼疹、蕁麻疹、丹毒、斑禿。

腧穴位置　在股前區，髕底內側端上2寸、股內側肌隆起處。

快速取穴　坐位，繃腿，股內肌隆起處最高點即是。

特效按摩　拇指按揉本穴，以痠脹為度，每日2次，可改善月經不調、功能失調性子宮出血等。

箕門　主治小便不利 --

兩腿張開，席地而坐，形似簸箕，開張如門，穴在其上，故名。

功效主治　健脾滲溼、通利下焦。主治小便不通、遺尿、腹股溝腫痛、痔瘡。

腧穴位置　在股前區，髕底內側端與衝門的連線上1/3與下2/3交點，長收肌和縫匠肌交角的動脈搏動處。

快速取穴　大腿內側、血海上6寸。繃腿時，股內肌的尾端處即是。

特效按摩　用雙手拇指指腹按壓箕門，按壓時要注意力度需稍重，每次5分鐘，每日2次。

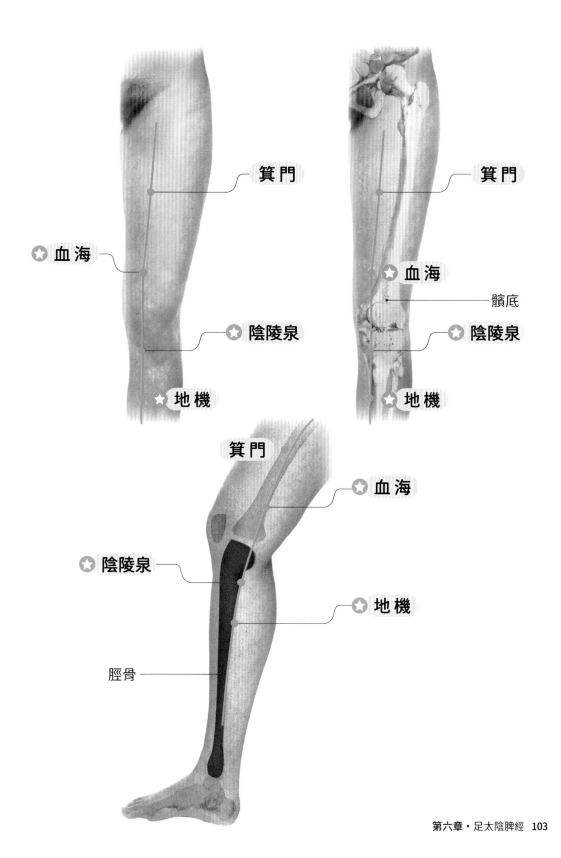

箕門

血海

陰陵泉

地機

箕門

血海

髕底

陰陵泉

地機

箕門

血海

陰陵泉

地機

脛骨

衝門　胃腸痙攣不用愁

穴在動脈旁，氣衝之外側，如氣衝之門，故名。

功效主治 健脾化溼、理氣解痙。主治腹痛、崩漏、帶下、疝氣、腿腳發冷。

腧穴位置 在腹股溝區，腹股溝斜紋中、髂外動脈搏動處的外側。

快速取穴 腹股溝外側可觸摸到搏動，此搏動處外側按壓有痠脹感處即是。

特效按摩 雙手拇指指腹按壓衝門，按壓時要注意力度稍重，每次5分鐘，每日2次，可改善胃腸痙攣。

府舍　緩解疝氣效果好

府，臟腑；舍，指居處；穴為足太陽、足厥陰、足少陰、足陽明、陰維之會，故名。

功效主治 潤脾去燥、通絡止痛。主治腹痛、食積、氣滯、疝氣、便祕、腹瀉。

腧穴位置 在下腹部，臍中下4.3寸、前正中線旁開4寸。

快速取穴 平中極，距前正中線4寸處即是。

特效按摩 雙指併攏，指腹按揉本穴，每次3～5分鐘，每日2次，能夠緩解腹痛、疝氣等。

腹結　腹瀉、便祕雙調節

腹，腹部也；結，集結也。穴名意指脾經的氣血在此集結。

功效主治 健脾和胃、理氣調腸。主治腹痛、便祕、泄瀉、疝氣、胃炎。

腧穴位置 在下腹部，臍中下1.3寸、前正中線旁開4寸。

快速取穴 氣海旁開6橫指，再向下0.2寸處。

特效按摩 雙手手指指端由內向外按壓本穴，每次3分鐘，每日2次，有止腹痛的功效。

⭐ 大橫　幫助消化，減肥無憂

橫，平線即橫，意為旁側。本穴橫平臍中4寸處，其距離較天樞等穴為大，故名。

功效主治 溫中散寒、調理腸胃。主治泄瀉、便祕、腹痛。

腧穴位置 在腹部，臍中旁開4寸。

快速取穴 由乳頭向下作與前正中線的平行線，再由臍中央作一水平線，兩線交點處即是。

特效按摩 雙手拇指配合呼吸下壓本穴，每次3～5分鐘，每日2次，以痠脹為度，能緩解腸炎、習慣性便祕、腹瀉、多汗、四肢痙攣、腹部肥胖等。

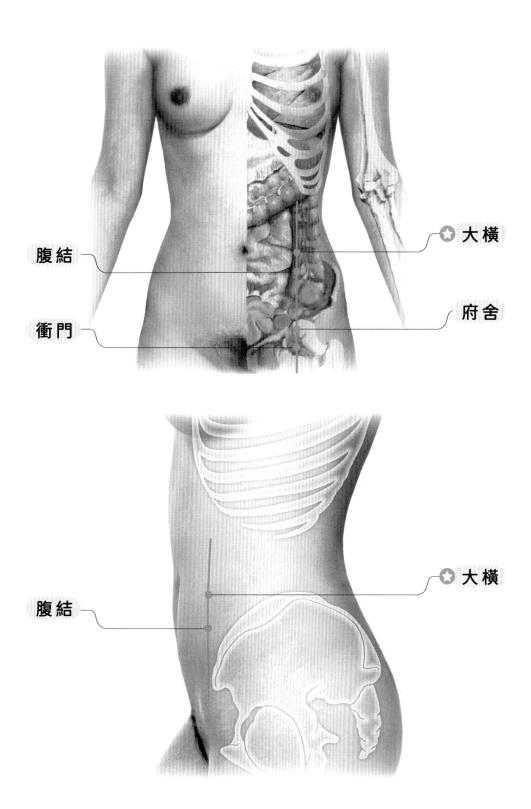

腹結

衝門

大橫

府舍

腹結

大橫

腹哀　胃酸過多就找它

本穴所在之處常可聞及腹內腸鳴音猶如哀鳴，故名。

功效主治 健脾和胃、理氣調腸。主治腹痛、便祕、泄瀉、消化不良、肝膽疾病。

腧穴位置 在上腹部，臍中上3寸、前正中線旁開4寸。

快速取穴 從大橫沿垂直線、向上量4橫指處即是。

特效按摩 雙手拇指配合呼吸下壓本穴，每日2次，每次3～5分鐘，以痠脹為度，可改善胃潰瘍、胃痙攣、胃酸過多或減少、便祕等。

食竇　治療胸脅疼痛

食，食物；竇，孔竇。本穴能促進食物營養的吸收，為補益之孔穴，故名。

功效主治 宣肺平喘、健脾和中、利水消腫。主治腹脹、食入即吐、水腫、胸脅脹痛、脇間神經痛。

腧穴位置 在胸部，第五肋間隙、前正中線旁開6寸。

快速取穴 從乳頭旁開量3橫指，再向下一個肋間隙處即是。

特效按摩 用食指以適當的力量按揉本穴，緩解腹脹水腫、噯氣翻胃、胸脅脹痛、痰飲、咳嗽、少乳等。

天溪　減輕乳腺炎疼痛

天，天空；溪，溝溪。穴當肋間如溝溪處，故名。

功效主治 寬胸理氣、止咳通乳。主治胸脅疼痛、咳嗽、乳腺炎、乳汁少、乳房發育不良。

腧穴位置 在胸部，第四肋間隙、前正中線旁開6寸。

快速取穴 從乳頭旁開量3橫指，於乳頭所在肋間隙處即是。

特效按摩 食指用適當的力量按揉本穴，每次1～3分鐘，可減輕乳腺炎時的疼痛。

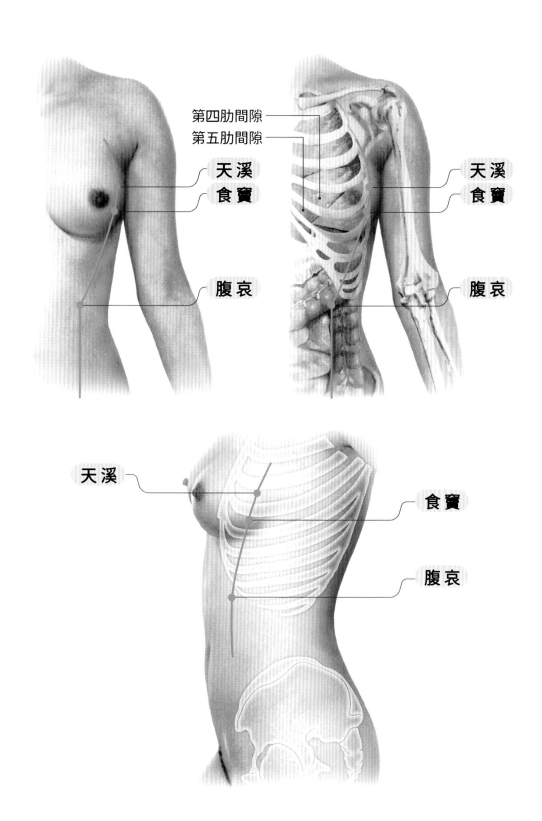

第四肋間隙
第五肋間隙
天溪
食竇
腹哀

天溪
食竇
腹哀

天溪
食竇
腹哀

胸鄉　止胸脅脹痛 ··

胸，胸部；鄉，偏僻處。穴位於胸旁，故名。

功效主治　宣肺止咳、理氣止痛。主治胸脅脹痛、咳嗽。
腧穴位置　在胸部，第三肋間隙、前正中線旁開6寸。
快速取穴　從乳頭旁開量3橫指，再向上一個肋間隙處即是。
特效按摩　食指用適當的力量緩慢按揉本穴，可緩解肋間神經痛、膈肌痙攣。

周榮　按周榮心平氣順 ··

周，周身；榮，榮養。本穴可調和營氣，而榮養周身，故名。

功效主治　宣肺止咳、理氣止痛。主治咳喘、不思飲食、胸脅脹痛。
腧穴位置　在胸部，第二肋間隙、前正中線旁開6寸。
快速取穴　從乳頭旁開量3橫指，再向上兩個肋間隙處即是。
特效按摩　三指併攏，指腹按揉本穴，每次3～5分鐘，每日2次，長期堅持按摩，可
　　　　　調理呼吸系統疾病，如肺炎、支氣管哮喘等。

大包　緩解全身疼痛、四肢無力 ··

包，包容。本穴為脾之大絡，布於胸脅，包羅於此處，故名。

功效主治　統血養經、寬胸止痛。主治咳喘、胸脅脹痛、全身疼痛、四肢無力等。
腧穴位置　在胸外側區，第六肋間隙、在腋中線上。
快速取穴　腋中線自上而下摸到第六肋間隙，按壓有痠脹感處即是。
特效按摩　①雙手拇指按揉本穴，以痠脹為度，每日睡前按壓3～5分鐘，可改善全身
　　　　　疲乏、四肢無力等。②女性長期堅持按摩本穴，可達到豐胸美容的效果。

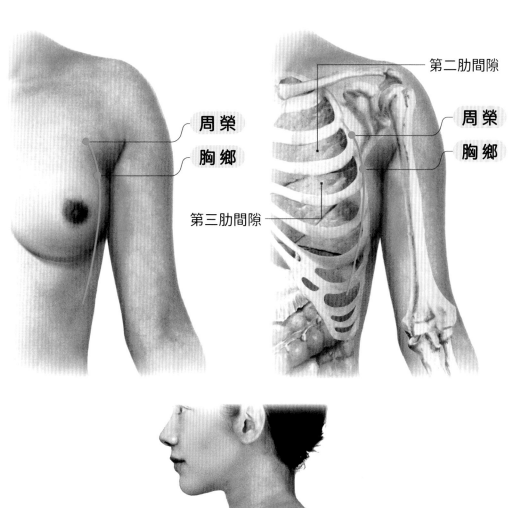

第二肋間隙

周榮

胸鄉

第三肋間隙

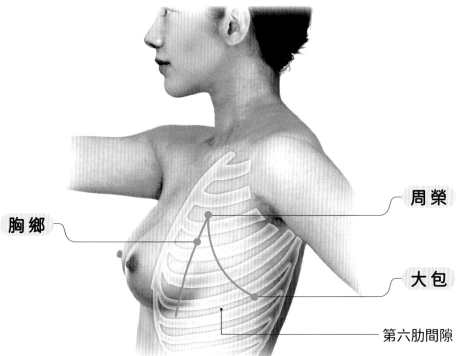

胸鄉

周榮

大包

第六肋間隙

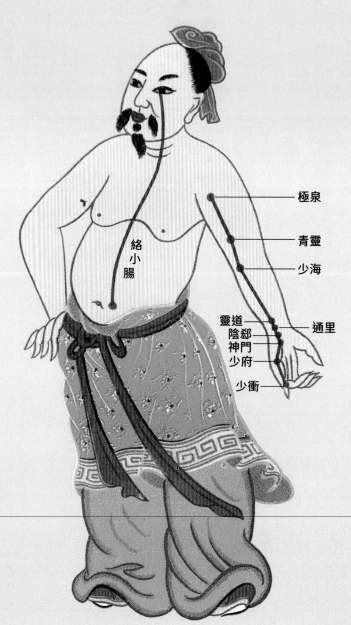

絡
小
腸

極泉

青靈

少海

靈道
陰郄
神門
少府

通里

少衝

古代經絡圖・手少陰心經

中醫看心臟

1 **主血脈**。中醫所指的心主血脈是指心氣推動和調控血液在脈管中運行，流注全身，發揮營養和滋潤作用。心有總司一身血液的運行及生成的作用。若心火虛衰，可致血液化生障礙。

2 **主神志**。心主神志，即是心主神明，又稱心藏神。中醫認為心所藏之神，既是主宰人體生命活動的廣義之神，又包括精神、意識、思維、情志等狹義之神。

心經的主治病症

1 心痛、心悸、怔忡、心煩、胸痛等心胸病症。

2 不寐、健忘、癲狂癇等神志病。

3 肘臂痛、掌心熱等經脈循行部位的其他病症。

極泉　治療心悸的常備穴

極，盡端、深凹處；泉，水泉。穴居腋窩盡端，局部凹陷如泉，故名。

功效主治 寬胸寧神。主治心痛、心悸、胸悶氣短、脇肋疼痛、肩臂疼痛、上肢不遂、頸淋巴結核、腋臭。

腧穴位置 在腋區，腋窩中央、腋動脈搏動處。

快速取穴 在腋窩頂點處、可觸摸到動脈搏動處即是。

特效按摩 拇指按揉本穴，每次3～5分鐘，長期堅持可減少心悸發作。

青靈　祛除疼痛無憂愁

青，生髮之象；靈，神靈。心為君主之官，通靈，具有脈氣生髮之象。

功效主治 理氣止痛、寬胸寧心。主治頭痛、脇痛、肩臂疼痛、目視不明。

腧穴位置 在臂前區，肘橫紋上3寸、肱二頭肌的內側溝中。

快速取穴 屈肘舉臂，在極泉與少海連線的上2/3與下1/3交點處即是。

特效按摩 拇指按揉本穴，每次3～5分鐘，長期堅持對神經系統、心血管系統病症有較好的保健作用，如心絞痛、神經性頭痛、肋間神經痛等。

⭐ 少海　按按少海，落枕不愁

少，指手少陰心經；海，指脈氣匯集處，指本穴為手少陰心經之合穴。

功效主治 理氣通絡、益心安神。主治心痛、腋痛、脇痛、肘臂攣痛麻木、手顫、頸淋巴結核。

腧穴位置 在肘前區，橫平肘橫紋、肱骨內上髁前緣。

快速取穴 屈肘，在肘橫紋內側端與肱骨內上髁連線的中點處即是。

特效按摩 拇指指腹按揉本穴，每次1～3分鐘，可減輕落枕、前臂麻木及肘關節周圍軟組織疾病等。

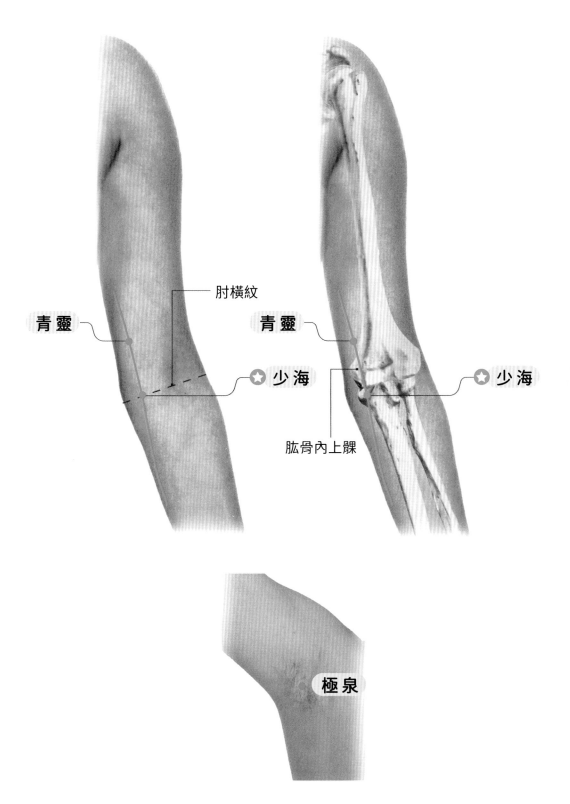

青靈

肘橫紋

青靈

⭐ 少海

肱骨內上髁

⭐ 少海

極泉

靈道　失音康復就用它 ....

靈，神靈；通，通道。本穴有寧心安神之功，為手少陰經脈氣出入之所在，故名。

功效主治　寧心、安神、通絡。主治心痛、心悸、急性喉炎、肘臂攣痛、手指麻木。

腧穴位置　在前臂前區，腕掌側遠端橫紋上1.5寸、尺側腕屈肌腱的橈側緣。

快速取穴　神門上1.5寸、橫平尺骨頭上緣處即是。

特效按摩　以拇指掐揉本穴，每次3～5分鐘，可緩解治療失音、心痛、腕臂痛等。

通里　有效緩解心動過緩 ....

通，通達；里，虛里，指心。穴屬手少陰心經，與心相應，故名。

功效主治　清熱安神、通經活絡。主治急性喉炎、舌強不語、心悸、怔忡、腕臂痛、
　　　　　神經性嘔吐。

腧穴位置　在前臂前區，腕掌側遠端橫紋上1寸、尺側腕屈肌腱的橈側緣。

快速取穴　手前臂內側兩條大筋之間的凹陷、從腕橫紋向上量1橫指處即是。

特效按摩　以拇指掐揉本穴，每次3～5分鐘，可改善心絞痛、心動過緩等。

陰郄　鼻出血速按它 ....

陰，即手少陰心經；郄，縫隙，為氣血深聚之處。本穴為手少陰經之郄穴，故名。

功效主治　清心安神。主治心痛、驚悸、吐血、鼻出血、盜汗、急性喉炎、胃痛。

腧穴位置　在前臂前區，腕掌側遠端橫紋上0.5寸、尺側腕屈肌腱的橈側緣。

快速取穴　神門直上0.5寸、橫平尺骨頭的下緣處即是。

特效按摩　鼻出血時，按揉本穴可幫助止血。

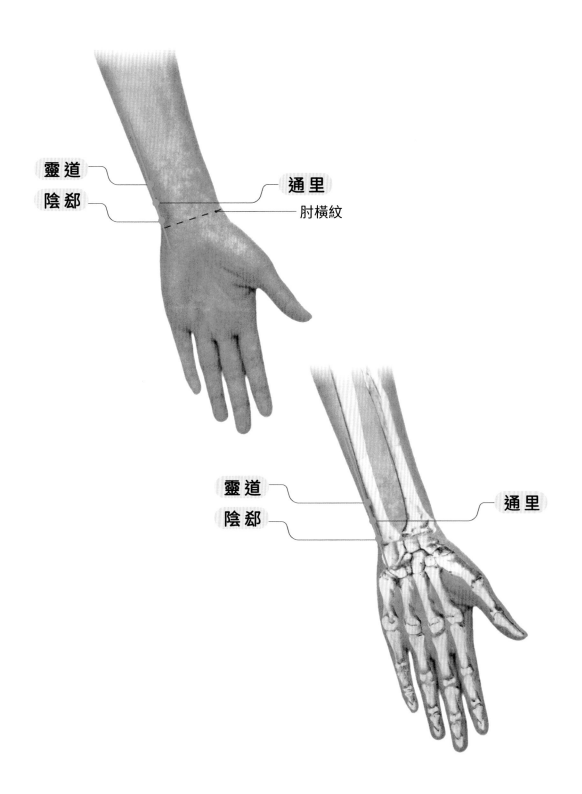

靈道

陰郄

通里

肘橫紋

靈道

陰郄

通里

⭐ 神門　寧心安神效果好 ··

神，神明，心藏神；門，門戶。本穴為心經之原穴，猶如神明出入之門戶，故名。

功效主治　益心安神、通經活絡。主治失眠、健忘、癡呆、癲癇、心痛、心煩、驚悸、心動過速、風溼性關節炎。

腧穴位置　在腕前區，腕掌側遠端橫紋尺側端、尺側腕屈肌腱的橈側緣。

快速取穴　豌豆骨的橈側、掌後第一橫紋上、尺側腕屈肌腱的橈側緣處即是。

特效按摩　以拇指掐揉本穴，每次3～5分鐘，每日2次，長期堅持，對防治心悸、心絞痛有一定的保健功效。

少府　治療心胸痛最有效 ··

少，指手少陰心經；府，指神氣所居處。穴居神門之後手掌中，故名。

功效主治　清心泄熱、理氣活絡。主治心悸、胸痛、小便不利、遺尿、陰癢痛、小指攣痛、掌心發熱、膈肌痙攣。

腧穴位置　在手掌，橫平第五掌指關節的近端，在第四、五掌骨之間。

快速取穴　第四、五掌骨之間。握拳時，小指尖所指處，橫平勞宮處即是。

特效按摩　以拇指掐揉本穴，每次3～5分鐘，每日2次，可治療肋間神經痛、臂神經痛、遺尿、尿滯留、陰道炎、月經過多等。

少衝　中風急救要掐揉 ··

少，指手少陰心經；衝，重要通道。穴居小指之端，故名。

功效主治　開心竅、清神志、蘇厥逆、泄邪熱。本穴為常用的急救穴，主治心悸、心痛、癲狂、發熱、昏迷、胸脇痛。

腧穴位置　在手指，小指末節橈側、指甲根角側上方0.1寸（指寸）。

快速取穴　沿手小指指甲底部、與小指橈側緣引線的交點處即是。

特效按摩　①以拇指掐揉本穴，每次3～5分鐘，每日2次，可防治心悸、心痛、頭痛、胸脇痛、手攣臂痛等。②昏迷時，掐按少衝、中衝，直至甦醒為止。病情嚴重者，應及時就醫。

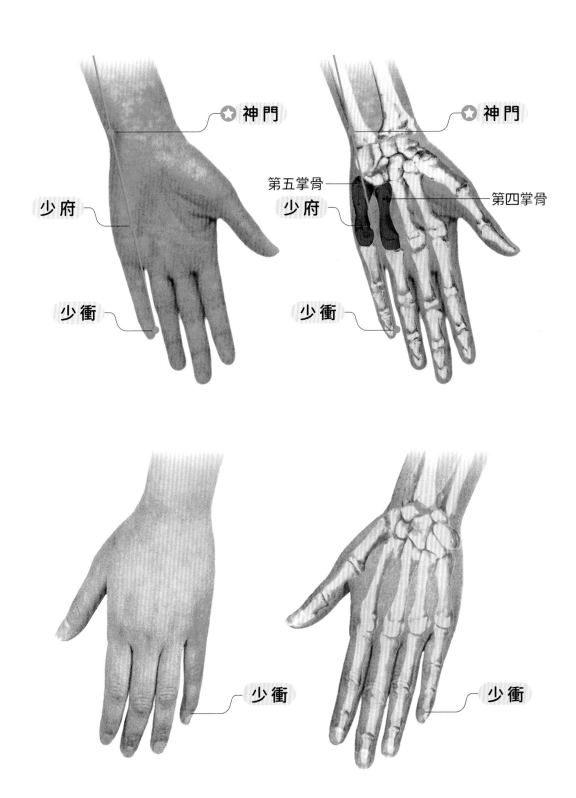

神門

神門

第五掌骨

第四掌骨

少府

少府

少衝

少衝

少衝

少衝

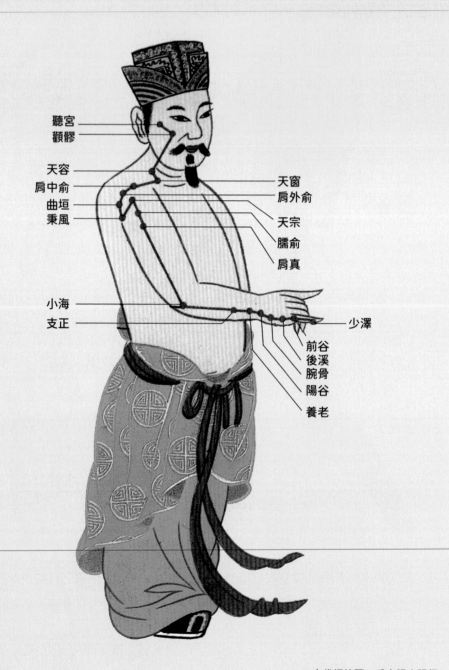

聽宮
顴髎

天容
肩中俞
曲垣
秉風

小海
支正

天窗
肩外俞

天宗
臑俞
肩真

少澤

前谷
後溪
腕骨
陽谷
養老

古代經絡圖・手太陽小腸經

中醫看小腸腑

1 主受盛化物。小腸接受由胃腑下傳的食糜而盛納之，即受盛作用。食糜在小腸內停留，由脾氣與小腸的共同作用對其進一步消化，化為精微和糟粕兩部分，即化物作用。

2 主泌別清濁。所謂泌別清濁，是指小腸中的食糜在進一步消化後分為清、濁兩部分。清者上輸於肺，濁者下輸腎和膀胱。

小腸經的主治病症

1 咽痛、眼痛、耳鳴、耳聾、中耳炎、腮腺炎、扁桃腺炎、角膜炎、頭痛等五官病症。

2 腰扭傷、肩痛、落枕、失眠、癲癇等經脈所過部位關節肌肉痛等。

少澤　清熱利咽的功臣

少，小；澤，水澤凹陷處。穴居指端，脈氣初出而微小，與少衝並列，故名。

功效主治 清熱利咽、通乳開竅。主治頭痛、目翳、咽喉腫痛、耳鳴、乳少、視力下降。

腧穴位置 在手指，小指末節尺側、指甲根角側上方0.1寸。

快速取穴 手小指指甲底部與小指尺側緣引線的交點處即是。

特效按摩 拇指掐按，以輕微疼痛為度，每次3～5分鐘，可緩解扁桃腺炎、咽炎、結膜炎等。

⭐ 前谷　產後調理好幫手

前，前方；谷，山谷。穴居小指本節前凹陷處，故名。

功效主治 清利頭目、安神定志、通經活絡。主治頭痛、目痛、耳鳴、咽喉腫痛、熱病、乳少、上肢麻痺、聽力下降。

腧穴位置 在手指，第五掌指關節尺側遠端、赤白肉際凹陷中。

快速取穴 半握拳，第五掌指橫紋尺側端即是。

特效按摩 拇指掐按，以輕微疼痛為度，每次3～5分鐘，可調理產後無乳、乳腺炎等。

⭐ 後溪　頸腰僵痛功效卓

握拳時，尺側橫紋頭處即本穴，猶如溝溪，故名。

功效主治 清心安神、通經活絡。主治頭項強痛、咽喉腫痛、瘧疾、落枕、手指麻痺。

腧穴位置 在手內側，第五掌指關節尺側近端、赤白肉際凹陷中。

快速取穴 半握拳，掌遠側橫紋頭（尺側）赤白肉際處即是。

特效按摩 拇指掐按，每次3～5分鐘，有經絡感傳效更佳，可緩解腰痛、落枕、肩臂痛。

腕骨　五官疾病多按揉

本穴近腕骨，故名。

功效主治 祛溼退黃、增液止渴。主治頭項強痛、耳鳴、目翳、黃疸、熱病、瘧疾。

腧穴位置 在腕區，第五掌骨底與三角骨之間、赤白肉際凹陷中。

快速取穴 由後溪向上沿掌骨直推至一突起骨，於兩骨之間凹陷處即是。

特效按摩 拇指按揉3～5分鐘，每日2次，對五官疾病有調理作用，如口腔炎、耳鳴等。

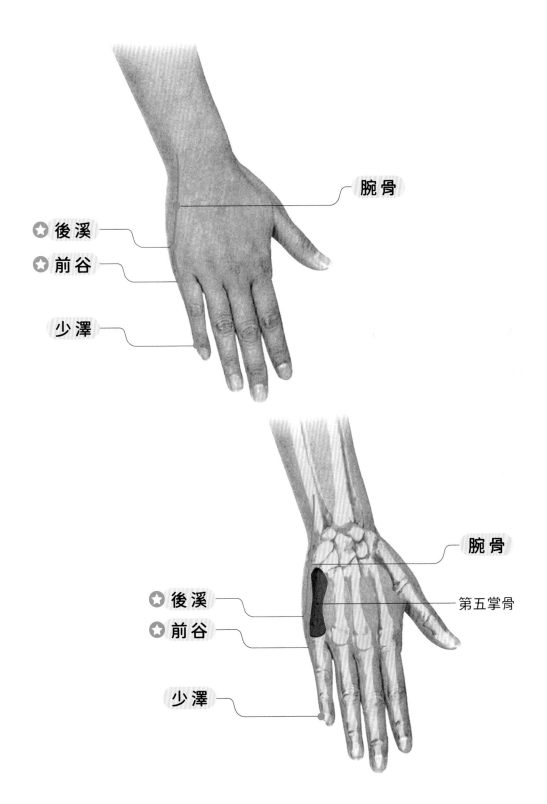

腕骨

☆ 後溪

☆ 前谷

少澤

腕骨

☆ 後溪

☆ 前谷

第五掌骨

少澤

☆ 陽谷　明目安神靠陽谷

穴居手外側三角骨與尺骨莖突之間凹陷內，狀若山谷，故名。

功效主治　明目安神、通經活絡。主治頭痛、目眩、耳鳴、耳聾、發熱、腕臂痛。

腧穴位置　在腕後區，尺骨莖突與三角骨之間的凹陷中。

快速取穴　手背尺側，三角骨的後邊。由腕骨向上，三角骨與尺骨莖突之間的凹陷中即是。

特效按摩　拇指按揉本穴3～5分鐘，每日2次，對五官病症有較好療效，如神經性耳聾、耳鳴、口腔炎、齒齦炎、腮腺炎等。

☆ 養老　老年保健不可少

養，供養；老，老人。本穴主治老年疾病，故名。

功效主治　清頭明目、舒筋活絡。主治目視不明，頭痛，肩、背、肘臂痠痛，急性腰痛。

腧穴位置　在前臂後區，腕背橫紋上1寸、尺骨頭橈側凹陷中。

快速取穴　用一手指按在尺骨頭的最高點上，然後手掌旋後，在手指滑入的骨縫處即是。

特效按摩　拇指掐按本穴至稍微疼痛並緩慢活動患處，對急性腰扭傷、落枕、腳踝扭傷，可明顯緩解症狀。

支正　緩解頭痛、目眩

支，即上肢；正，正中。穴當前臂之中，故名。

功效主治　安神定志、清熱解表、通經活絡。主治頭痛、目眩、發熱、癲狂、肘臂痠痛。

腧穴位置　在前臂後區，腕背側遠端橫紋上5寸、尺骨尺側與尺側腕屈肌之間。

快速取穴　陽谷與小海連線的中點下1寸處即是。

特效按摩　用拇指指腹按揉，注意按壓時力度要適中，每次5分鐘，每日2次，可緩解頭暈、目眩等。

☆ 小海　改善牙齦炎效果佳

小，指小腸經；海，指脈氣匯集處。脈氣深大如水流入海處，故名。

功效主治　安神定志、清熱通絡。主治肘臂疼痛、癲癇、耳部疼痛。

腧穴位置　在肘後區，尺骨鷹嘴與肱骨內上髁之間凹陷中。

快速取穴　微曲肘，在尺神經溝中。用手指彈敲此處時，有觸電麻感直達小指即是。

特效按摩　用拇指指腹按揉小海，注意按壓時力度要適中，每次5分鐘，每日2次，可緩解牙齦炎、網球肘等。

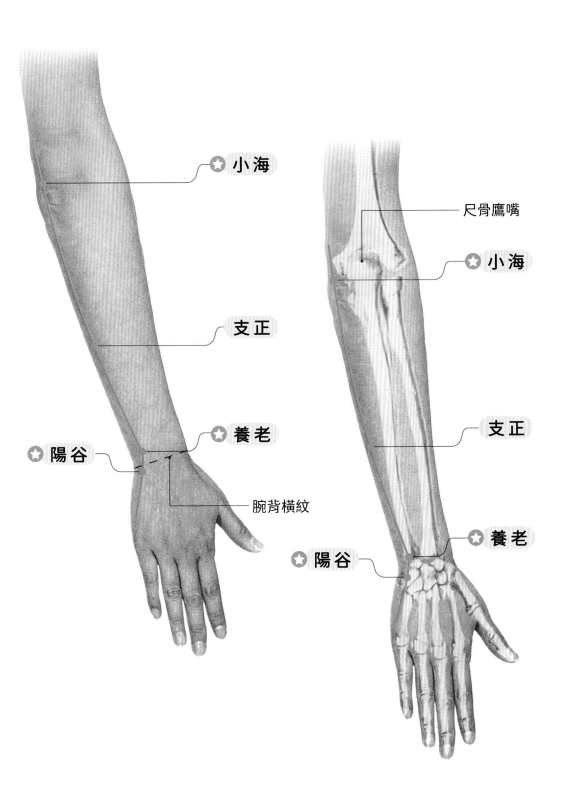

小海

尺骨鷹嘴

小海

支正

支正

養老

陽谷

養老

腕背橫紋

陽谷

⭐ 肩貞　肩關節的復健師

肩，肩部；貞，正。本穴位於肩後縫端，為肩之正處，故名。

功效主治　清頭聰耳、通經活絡。主治肩背疼痛、手臂麻木、頸淋巴結核、耳鳴。
腧穴位置　在肩胛區，肩關節後下方、腋後紋頭直上1寸。
快速取穴　臂內收時，腋後紋頭直上1寸、三角肌後緣處即是。
特效按摩　拇指用一定力度按壓本穴至痠脹，再活動肩部，可改善肩關節疼痛及活動不利。

⭐ 臑俞　上肢麻木可預防

臑，上臂；俞，腧穴。穴在臑部，為經氣輸注之處，故名。

功效主治　舒筋活絡、化痰消腫。主治肩臂疼痛、頸淋巴結核。
腧穴位置　在肩胛區，腋後紋頭直上、肩胛岡下緣凹陷中。
快速取穴　用手指從腋後紋頭端的肩貞、垂直向上推至肩胛岡下緣處即是。
特效按摩　拇指按揉至痠脹，每次3～5分鐘，可改善及預防肩周炎、肩臂痠痛無力、上臂疼痛等。

⭐ 天宗　肩頸疼痛按天宗

天，上部；宗，本，中心。穴在肩胛岡中點下窩之正中處，故名。

功效主治　舒筋活絡、理氣消腫。主治肩胛疼痛、肩部痠痛、乳腺炎、氣喘、落枕。
腧穴位置　在肩胛區，肩胛岡中點與肩胛下角連線、上1/3與下2/3交點凹陷中。
快速取穴　以對側手由頸下過肩，手伸向肩胛骨處，中指指腹所在處即是。
特效按摩　拇指以一定節律按揉本穴，每日3～5分鐘，可有效改善及預防上肢麻木、頸肩部疼痛。

秉風　肩胛疼痛就推它

秉，承受；風，風邪。穴在易受風邪之處，故名。

功效主治　散風活絡、止咳化痰。主治肩胛疼痛、手臂痠麻。
腧穴位置　在肩胛區，肩胛岡中點上方、岡上窩中。
快速取穴　天宗直上跨過至肩胛部凹陷中點處即是。
特效按摩　拇指以一定節律按揉本穴，每日3～5分鐘，可緩解肩胛神經痛。

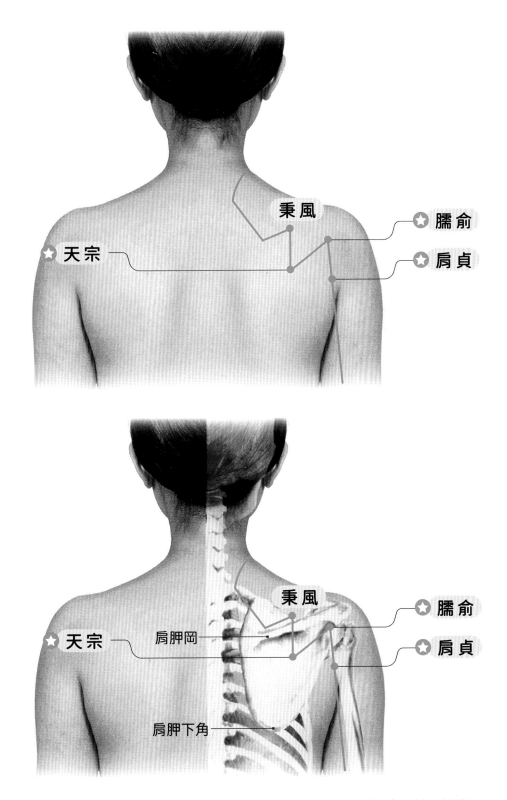

秉風

臑俞

天宗

肩貞

秉風

臑俞

肩胛岡

天宗

肩貞

肩胛下角

曲垣　放鬆身心緩情緒 ···

曲，隱祕也；垣，矮牆也。本穴處肩胛棘隆起，彎曲如牆垣，故名。

功效主治 舒筋散風、通絡止痛。主治肩背疼痛、頸項強急、岡上肌腱炎、肩周炎。

腧穴位置 在肩胛區，肩胛岡內側端上緣凹陷中。

快速取穴 臑俞與第二胸椎棘突連線中點處即是。

特效按摩 ①指壓本穴，可以使身體感到輕鬆，有舒緩情緒之效。②用掌根揉曲垣、
天宗、大椎各10次，可緩解背痛。

肩外俞　頸肩頭痛均可用 ···

肩中俞外下方即為本穴，故名。

功效主治 舒筋活絡、祛風止痛。主治肩背疼痛、頸項強急。

腧穴位置 在脊柱區，第一胸椎棘突下、後正中線旁開3寸。

快速取穴 肩胛骨脊柱緣的垂線與第一胸椎棘突下的水平線相交處即是。

特效按摩 ①按摩本穴可緩解肩部痠痛。②以拇指點按肩外俞、天宗、大椎、頸百勞
各10次，可輔助治療頸椎病。

肩中俞　讓肩背更有力 ···

本穴在肩部，位處大椎與肩井之中間，近於督脈，督脈居背部正中，故名。

功效主治 解表宣肺。主治咳嗽氣喘、咯血、肩背疼痛、目視不明、眼睛疲勞。

腧穴位置 在脊柱區，第七頸椎棘突下、後正中線旁開2寸。

快速取穴 大椎旁開2寸處即是。

特效按摩 ①中指按壓本穴，左右各3～5分鐘，可調理視力減退等。②以拇指點按肩
中俞、天宗、大椎、頸百勞，可緩解頸肩背痛。

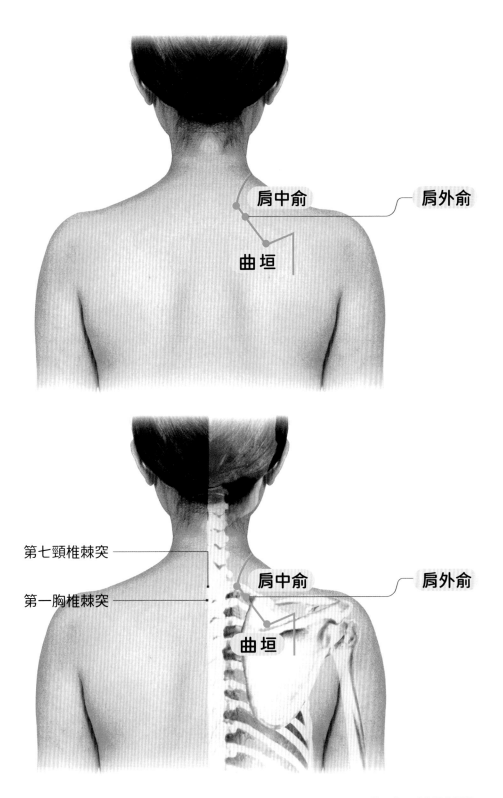

肩中俞　　　　　　肩外俞

曲垣

第七頸椎棘突

第一胸椎棘突

肩中俞　　　　　　肩外俞

曲垣

天窗　落枕時可找它

天，天空，指上部；窗，窗戶。本穴在頭部，位於上，主治耳病，可通耳竅，如開天窗。

功效主治 息風寧神、利咽聰耳。主治頭痛、耳鳴、咽喉腫痛、痔瘡等。
腧穴位置 在頸部，橫平喉結、胸鎖乳突肌的後緣。
快速取穴 平喉結、胸鎖乳突肌後緣、按壓有痠脹感處即是。
特效按摩 落枕時，拇指按揉本穴至痠脹並緩慢活動頸部，可改善症狀。

天容　五官疾病可找它

天，天空，指上部；容，隆盛。穴位在頭部，位於上方，為經氣隆盛之處。

功效主治 清熱利咽、消腫降逆。主治頭痛、耳鳴、耳聾、咽喉腫痛、哮喘。
腧穴位置 在頸部，下頜角後方、胸鎖乳突肌的前緣凹陷中。
快速取穴 正坐位，頭微側。在下頜角的後方，胸鎖乳突肌的前緣凹陷處即是。
特效按摩 落枕時，拇指按揉本穴至痠脹並緩慢活動頸部，可改善症狀。

★ 顴髎　治療面癱很有用

顴，顴部；髎，骨隙。穴在顴部骨隙中，故名。

功效主治 祛風鎮痙、清熱消腫。主治口眼歪斜、眼瞼痙攣、牙痛、面痛、頰腫、面癱。
腧穴位置 在面部，顴骨下緣。目外眥＊直下凹陷中。
快速取穴 顴骨最高點下緣、可觸及一凹陷處即是。
特效按摩 拇指以一定節律按揉本穴，每次3～5分鐘，每日2次，對治療周圍性面癱有很不錯的療效。對緩解鼻炎、鼻竇炎、牙痛等，也有一定的效果。

★眥：眼眶。

★ 聽宮　改善聽力好穴位

耳司聽，宮居中。穴在耳屏前中央，故名。

功效主治 聰耳開竅。主治耳鳴、耳聾、耳道流膿、牙痛、癲癇、顳下頜關節炎。
腧穴位置 在面部，耳屏正中與下頜骨髁突之間的凹陷中。
快速取穴 微張口，耳屏正中前緣凹陷中、耳門與聽會之間處即是。
特效按摩 以雙手拇指指尖輕輕按壓本穴，每次3～5分鐘，可調理失音、耳聾等。

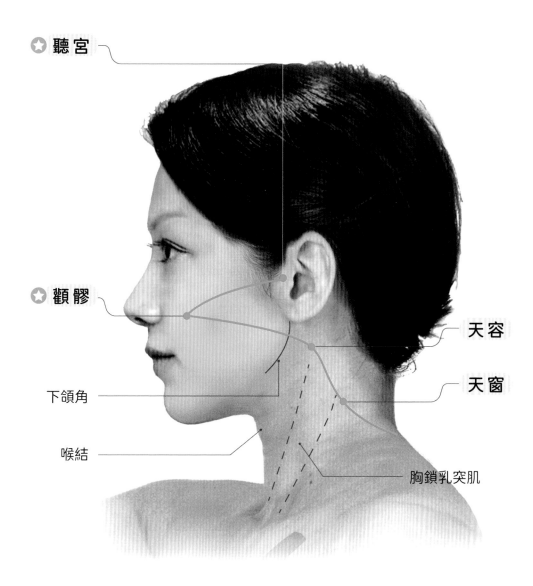

⭐ 聽宮

⭐ 顴髎

下頜角

喉結

天容

天窗

胸鎖乳突肌

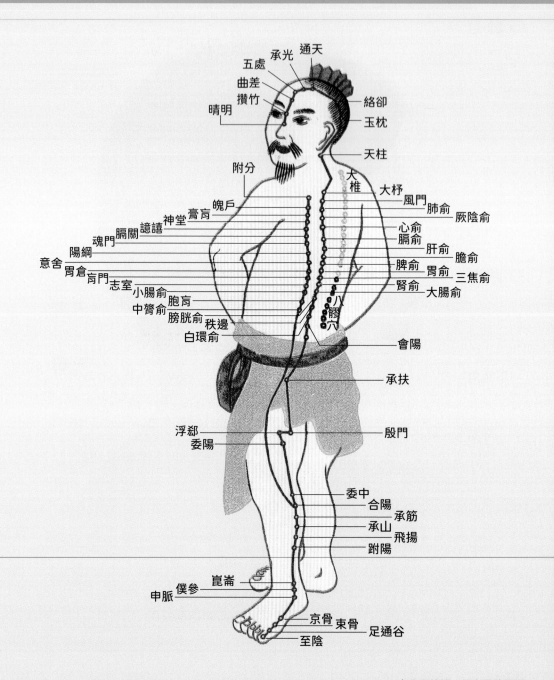

古代經絡圖・足太陽膀胱經

中醫看膀胱腑

1 **貯存尿液。**中醫認為，人體代謝後的濁液下歸於
  腎，經腎氣的蒸化作用，升清降濁，清者回流
  體內，重新參與水液代謝，濁者下輸於膀胱，變
  成尿液，由膀胱貯存。

2 **排泄小便。**尿液貯存於膀胱，達到一定容量時，
  通過腎的氣化作用，使膀胱開合適度，則尿液可
  及時地從溺竅[*]排出體外。

★溺竅：尿道。

膀胱經的主治病症

1 感冒、發熱、急慢性支氣管炎、哮喘、肺炎等呼
  吸系統病症。

2 消化不良、腹痛、痢疾、胃及十二指腸潰瘍、胃
  下垂、急慢性胃腸炎、肝炎、膽囊炎等消化系統
  病症。

3 腎炎、陽痿、閉經、月經不調、痛經、骨盆腔炎
  等泌尿生殖系統病症。

4 失眠、腰背痛、坐骨神經痛、中風後遺症、關節
  炎等經脈所過部位肌肉痛等病症。

⭐ 晴 明　緩解視疲勞

本穴有使眼睛明亮之功效，故名。

功效主治 泄熱明目、袪風通絡。本穴是治療眼部疾病的經驗穴。主治近視、目視不明、目赤腫痛、迎風流淚、夜盲、色盲、目翳、急性腰痛、顏面神經麻痺。

腧穴位置 在面部，目內眥內上方眶內側壁凹陷中。

快速取穴 閉目，在目內眥內上方0.1寸的凹陷中即是。

特效按摩 ①食指向下按壓30秒後放開，重複做幾次，可緩解眼睛紅腫、疼痛。②腰痛時按摩本穴，拇指點按作用本穴1～3分鐘，可有效緩解腰痛。

⭐ 攢 竹　防治各種眼部疾病

攢，聚集；竹，形容眉毛。穴居眉頭，皺眉時此處眉毛簇聚，形如細竹攢集，故名。

功效主治 清熱明目、袪風通絡。主治頭痛、目視不明、目赤腫痛、面癱、腰痛。

腧穴位置 在面部，眉頭凹陷中、額切跡處。

快速取穴 治睛明直上至眉頭邊緣可觸及一凹陷，即額切跡處即是。

特效按摩 用兩手拇指端分別置於兩側攢竹，按揉30～50次，可防治各種眼疾。

眉 衝　常按眉衝，緩解鼻塞

眉，眉頭；衝，直上。穴當眉頭直上入髮際處，故名。

功效主治 散風清熱、鎮痙寧神。主治頭痛、眩暈、鼻塞、癲癇。

腧穴位置 在頭部，額切跡直上、入髮際0.5寸。

快速取穴 手指自眉頭向上推，在入髮際半橫指處即是。

特效按摩 拇指按揉本穴3～5分鐘，每日2次，可緩解鼻塞。

曲 差　通透鼻竅曲差取

曲，曲折；差，頗、甚、最。穴當足太陽膀胱經會督脈於神庭，循行甚為曲折之處，故名。

功效主治 清熱明目、安神利竅。主治頭痛、目視不明、鼻塞、鼻出血、顏面神經麻痺。

腧穴位置 在頭部，前髮際正中直上0.5寸、旁開1.5寸。

快速取穴 從前髮際正中直上半橫指，再旁開2橫指處即是。

特效按摩 拇指按揉本穴3～5分鐘，每日2次，可治療鼻炎、鼻竇炎、結膜炎等。

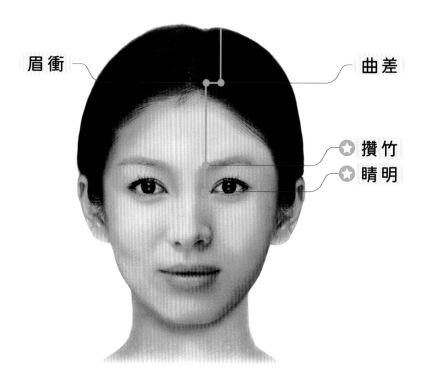

眉衝　曲差

攢竹

睛明

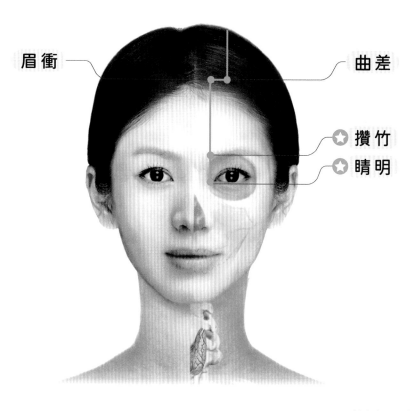

眉衝　曲差

攢竹

睛明

五處　小兒驚風試試它

處，居處、部位。從本穴起至玉枕共五穴，故名。

功效主治　清熱散風、明目鎮痙。主治頭痛、目眩、視力下降、癲癇、小兒驚風。
腧穴位置　在頭部，前髮際正中直上1寸、旁開1.5寸。
快速取穴　從前髮際正中直上1橫指、再旁開2橫指處即是。
特效按摩　拇指按揉或彈撥本穴3～5鐘，每日2次，可緩解頭痛、顏面神經麻痺、三
　　　　　叉神經痛、小兒驚風等。

承光　止三叉神經痛伴頭痛

承，承受；光，陽光。穴居頭頂部，為承受陽光之處，故名。

功效主治　清熱明目、安神利竅。主治頭痛、目眩、癲癇、目視不明、鼻塞、發熱。
腧穴位置　在頭部，前髮際正中直上2.5寸、旁開1.5寸。
快速取穴　從前髮際正中直上3橫指、再旁開2橫指處即是。
特效按摩　拇指按揉或彈撥本穴3～5分鐘，每日2次，可止三叉神經痛與連帶的頭痛。

通天　通鼻竅的好處方

通，通達；天，指高位。穴在足太陽膀胱經最高處，故名。

功效主治　清熱祛風、通利鼻竅。主治鼻塞、鼻竇炎、鼻出血、頭痛、眩暈。
腧穴位置　在頭部，前髮際正中直上4寸、旁開1.5寸。
快速取穴　前後髮際正中連線前1/3與後1/3交點處、旁開2橫指處即是。
特效按摩　拇指按揉或彈撥本穴3～5分鐘，每日2次，對支氣管炎、支氣管哮喘等有
　　　　　一定的調理保健作用。

絡卻　消除憂鬱精神好

絡，聯絡；卻，返回。本經脈氣由此入裡聯絡腦，然後又返回體表，故名。

功效主治　清熱安神、平肝息風。主治頭暈、癲癇、耳鳴、鼻塞、目視不明、抑鬱。
腧穴位置　在頭部，前髮際正中直上5.5寸、旁開1.5寸。
快速取穴　從百會往前髮際方向半橫指、再旁開2橫指處即是。
特效按摩　拇指按揉或彈撥本穴3～5分鐘，每日2次，對近視、鼻炎、斜方肌痙攣有
　　　　　一定療效。

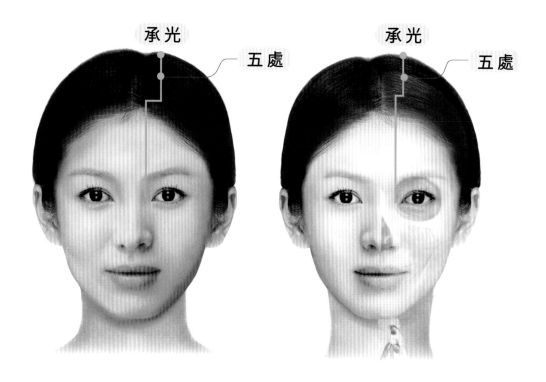

五處　　　承光　　　　通天　　　絡卻
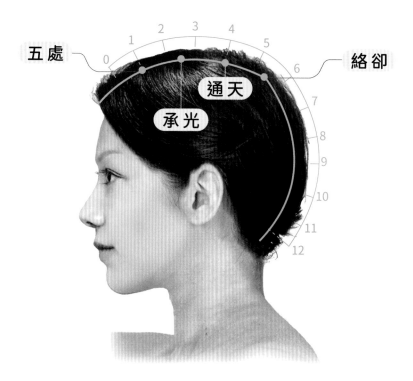

玉枕　止後枕部疼痛

枕骨古名「玉枕骨」，穴居其上，故名。

功效主治 清熱明目、通經活絡。主治頭項痛、目痛、目視不明、鼻塞。
腧穴位置 在頭部，橫平枕外隆凸上緣、後髮際正中線旁開1.3寸。
快速取穴 枕骨旁開2橫指、在骨性隆起的外上緣，可及一凹陷處即是。
特效按摩 拇指按揉或彈撥本穴3～5分鐘，每日2次，對緩解後枕部疼痛的效果好。

天柱　失眠困擾試試它

天，頭部；柱，柱子，喻項肌隆起如擎天之柱一般。穴居其上，故名。

功效主治 清頭明目、強筋壯骨。主治頭痛、眩暈、項強、肩背痛、目赤腫痛、哮喘。
腧穴位置 在頸後區，橫平第二頸椎棘突上際、斜方肌外緣凹陷中。
快速取穴 觸摸頸後斜方肌外側緣、後髮際緣，可觸及一凹陷處即是。
特效按摩 每日堅持按壓本穴，可減緩頭痛、失眠等。

大杼　骨會大杼強筋骨

杼，織布之梭子。本穴所處之脊柱兩側橫突隆起，猶如織梭，故名。

功效主治 強筋骨、清邪熱。主治頭痛、眩暈、項強、肩背痛、落枕、目赤腫痛、目視不明、鼻塞、慢性支氣管炎、哮喘。
腧穴位置 在背部脊柱區，第一胸椎棘突下、後正中線旁開1.5寸。
快速取穴 低頭，可見頸背部交界處椎體有一高突，並能隨頸部左右擺動而轉動者即是第七頸椎，其下為大椎。由大椎再向下推一個椎體，旁開約2橫指處即是。
特效按摩 以拇指向下按壓30秒後放開，重複幾次。或握空拳敲打數分鐘，有強筋骨之功效。

風門　風寒感冒效果好

風，風邪；門，門戶。喻指本穴似風邪出入之門戶，且主治風病，故名。

功效主治 宣肺解表、益氣固表。主治傷風、咳嗽、發熱、頭痛、項強、胸背痛、落枕、風溼性關節炎。
腧穴位置 在脊柱區，第二胸椎棘突下、後正中線旁開1.5寸。
快速取穴 大椎往下推兩個椎體，其下緣旁開約2橫指處即是。
特效按摩 舉手，用中指指腹按揉本穴，每次1～3分鐘，能夠有效治療風寒感冒。

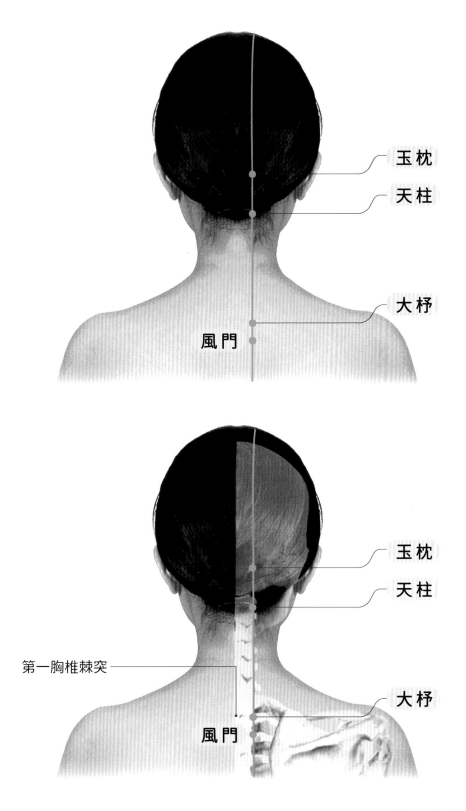

玉枕

天柱

大杼

風門

第一胸椎棘突

玉枕

天柱

大杼

風門

⭐ 肺俞　喉有異物感可選取

肺，肺臟；俞，輸注。本穴為肺臟之氣輸注之所，故名。

功效主治　解表宣肺、清熱理氣。主治咳嗽氣喘、鼻塞、潮熱、盜汗、痤瘡、背痛。

腧穴位置　在脊柱區，第三胸椎棘突下、後正中線旁開1.5寸。

快速取穴　大椎往下三個椎體即為第三胸椎，其下緣旁開2橫指處即是。

特效按摩　咳痰時，一邊吐氣、一邊重壓肺俞數秒，重複幾次，喉嚨處的異物感可減輕或消失。

厥陰俞　寬胸理氣功效卓

厥陰，指心包；俞，輸注。本穴為心包之氣輸注之所，故名。

功效主治　寬胸理氣、活血止痛。主治心悸、心痛、咳嗽、胸悶、嘔吐、乳房發育不良。

腧穴位置　在脊柱區，第四胸椎棘突下、後正中線旁開1.5寸。

快速取穴　大椎往下四個椎體即為第四胸椎，其下緣旁開約2橫指處即是。

特效按摩　配合呼吸以拇指緩慢按壓，可調理心絞痛、心肌炎、風溼性心臟病等。

⭐ 心俞　安神通絡效果佳

心，心臟；俞，輸注。本穴為心臟之氣輸注所在，故名。

功效主治　寬胸理氣、通絡安神。主治心悸、失眠、健忘、癲癇、咳嗽、盜汗、陽痿。

腧穴位置　在脊柱區，第五胸椎棘突下、後正中線旁開1.5寸。

快速取穴　平肩胛骨下角之椎體（即第七胸椎）處、往上推兩個椎體，其下緣旁開2橫指處即是。

特效按摩　配合呼吸以拇指按壓本穴，每次1～3分鐘，可緩解失眠、神經衰弱、肋間神經痛等。

⭐ 督俞　腸胃問題的剋星

督，督脈；俞，輸注。本穴是督脈之氣輸注所在，故名。

功效主治　理氣止痛、強心通脈。主治心痛、胸悶、氣喘、胃痛、腹痛、腹脹、呃逆。

腧穴位置　在脊柱區，第六胸椎棘突下、後正中線旁開1.5寸。

快速取穴　平肩胛骨下角之椎體（第七胸椎）處、往上推一個椎體，其下緣旁開2橫指處即是。

特效按摩　拇指按壓本穴，每次1～3分鐘，對胃炎、膈肌痙攣、乳腺炎、皮膚搔癢、銀屑病等有一定的保健作用。

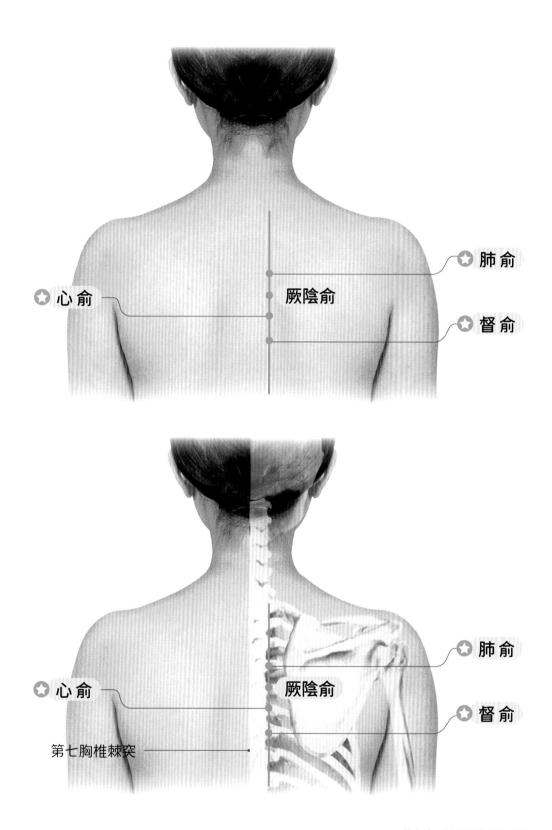

肺俞

心俞

厥陰俞

督俞

肺俞

心俞

厥陰俞

督俞

第七胸椎棘突

⭐ 膈俞　理氣寬胸止呃逆 ···

膈，橫膈；俞，輸注。本穴是膈氣轉輸於後背體表之所，故名。

功效主治　理氣寬胸、活血通脈。主治胃脘痛、嘔吐、呃逆、便血、咳嗽氣喘、潮熱、
　　　　　盜汗、蕁麻疹、斑禿、少年白頭。

腧穴位置　在脊柱區，第七胸椎棘突下、後正中線旁開1.5寸。

快速取穴　平肩胛骨下角之椎體（第七胸椎）處，其下緣旁開2橫指處即是。

特效按摩　拇指按壓本穴，每次1～3分鐘，長期堅持可改善呃逆、胃炎、胃潰瘍、肝炎、
　　　　　腸炎等，對心動過速也有一定的調理作用。

⭐ 肝俞　清肝明目 ···

肝，肝臟；俞，輸注。本穴為肝臟氣血轉輸之所，故名。

功效主治　疏肝利膽、理氣明目。主治黃疸、脇痛、目視不明、眩暈、牙齦炎、膽區痛。

腧穴位置　在脊柱區，第九胸椎棘突下、後正中線旁開1.5寸。

快速取穴　平肩胛骨下角之椎體（第七胸椎）處、往下推兩個椎體，其下緣旁開2橫指
　　　　　處即是。

特效按摩　拇指按壓本穴，每次1～3分鐘，長期堅持可緩解偏頭痛、神經衰弱、膽石
　　　　　症、月經不調等。

⭐ 膽俞　疏利肝膽 ···

膽，膽腑；俞，輸注。本穴為膽腑之氣轉輸之所，故名。

功效主治　疏肝利膽、清熱化溼。主治黃疸、口苦、嘔吐、食不化、脇痛、潮熱。

腧穴位置　在脊柱區，第十胸椎棘突下、後正中線旁開1.5寸。

快速取穴　平肩胛骨下角之椎體（第七胸椎）處、往下推三個椎體，其下緣旁開2橫指
　　　　　處即是。

特效按摩　拇指按壓本穴，每次3分鐘，可緩解肋間神經痛、失眠、憂症。

⭐ 脾俞　氣色變好從這開始 ···

脾，脾臟；俞，輸注。本穴為脾臟之氣轉輸之所，故名。

功效主治　健脾和胃、利溼升清。主治腹脹、嘔吐、泄瀉、消化不良、小兒厭食。

腧穴位置　在脊柱區，第十一胸椎棘突下、後正中線旁開1.5寸。

快速取穴　與臍中相對應處為第二腰椎，往上摸三個椎體，其下緣旁開2橫指處即是。

特效按摩　拇指按壓本穴，每次1～3分鐘，長期堅持可調理貧血、慢性出血性病症、
　　　　　不思飲食等。

⭐ 胃俞　胃腑諸證不懼怕

胃，胃腑；俞，輸注。本穴為胃腑之氣轉輸之所，故名。

功效主治　和胃健脾、理中降逆。主治胃脘痛、嘔吐、腹脹、腸鳴、胃下垂、胸脇痛。

腧穴位置　在脊柱區，第十二胸椎棘突下、後正中線旁開1.5寸。

快速取穴　與臍中相對應處為第二腰椎，往上摸兩個椎體，其下緣旁開2橫指處即是。

特效按摩　拇指按壓本穴，每次1～3分鐘，可緩解胃炎、胃潰瘍、胃下垂、胃痙攣、肝炎、腸炎等。

⭐ 三焦俞　調理三焦腰椎好

三焦，三焦腑；俞，輸注。本穴為三焦氣血輸注之所，故名。

功效主治　調理三焦、利水強腰。主治水腫、小便不利、腹脹、泄瀉、腰背強痛、痛經。

腧穴位置　在脊柱區，第一腰椎棘突下、後正中線旁開1.5寸。

快速取穴　與臍中相對應處為第二腰椎，往上摸一個椎體，其下緣旁開2橫指處即是。

特效按摩　拇指按壓本穴，每次1～3分鐘，對胃炎、胃痙攣、消化不良、腸炎等有一定的保健作用。

⭐ 腎俞　護腰調本利腎臟

腎，腎臟；俞，輸注。本穴為腎臟之氣轉輸之所，故名。

功效主治　益腎助陽、強腰利水。主治遺精、陽痿、月經不調、帶下、遺尿、水腫、耳鳴。

腧穴位置　在脊柱區，第二腰椎棘突下、後正中線旁開1.5寸。

快速取穴　與臍中相對應處為第二腰椎，其下緣旁開2橫指處即是。

特效按摩　拇指按壓本穴，每次1～3分鐘，並緩慢活動腰部，對腎絞痛、膀胱肌麻痺、月經不調有保健作用。

⭐ 氣海俞　緩解腰痛除痔瘡

氣海，元氣之海；俞，輸注。本穴為人體元氣輸注之所，故名。

功效主治　益腎壯陽、調經止痛。主治腰痛、痛經、腹脹、腸鳴、痔瘡、便祕。

腧穴位置　在脊柱區，第三腰椎棘突下、後正中線旁開1.5寸。

快速取穴　與臍中相對應處為第二腰椎，往下摸一個椎體，其下緣旁開2橫指處即是。

特效按摩　拇指按壓本穴，每次1～3分鐘，並緩慢活動腰部，有助於緩解腰肌勞損、痔瘡等。

⭐ 大腸俞　痔瘡診療常相伴 ···

大腸，大腸腑；俞，輸注。本穴為大腸之氣轉輸之所，故稱。

功效主治　理氣降逆、調和腸胃。主治腰痛、腹脹、泄瀉、便祕、痢疾、痔瘡、消化不良。
腧穴位置　在脊柱區，第四腰椎棘突下、後正中線旁開1.5寸。
快速取穴　兩側髂前上棘之連線與脊柱之交點處為第四腰椎，其下緣旁開2橫指處即是。
特效按摩　拇指稍用力按壓本穴至局部有些疼痛，每次1～3分鐘，可減輕大便出血、遺尿、腎炎等。

⭐ 關元俞　保護生殖器官 ···

本穴與任脈之關元相對應，是人體元氣輸注之所，故名。

功效主治　培補元氣、調理下焦。主治腹脹、泄瀉、遺尿、腰痛、陽痿、精力減退。
腧穴位置　在脊柱區，第五腰椎棘突下、後正中線旁開1.5寸。
快速取穴　兩側髂前上棘之連線與脊柱之交點處為第四腰椎，往下摸一個椎體，其下緣旁開2橫指處即是。
特效按摩　拇指稍用力按壓本穴至局部有些疼痛，每次1～3分鐘，可調理骨盆腔炎、痛經。

小腸俞　更好的吸收營養 ···

小腸，指小腸腑；俞，輸注。本穴是小腸之氣轉輸於後背體表之所，故名。

功效主治　通調二便、清熱利溼。主治遺精、遺尿、尿血、帶下、腹痛、泄瀉、腰痛。
腧穴位置　在骶區，橫平第一骶後孔、骶正中嵴旁開1.5寸。
快速取穴　先摸髂後上嵴內緣，其與背脊正中線之間為第一骶後孔，平該孔的椎體旁開2橫指處即是。
特效按摩　拇指稍用力按壓本穴至局部輕微疼痛，每次1～3分鐘，可調理腸炎、便祕、遺尿、遺精等。

⭐ 膀胱俞　通利小便除溼熱 ···

膀胱，指膀胱腑；俞，輸注。本穴是膀胱之氣轉輸於後背體表之所，故名。

功效主治　清熱利溼、通經活絡。主治小便不利、遺精、泄瀉、便祕、泌尿系統結石。
腧穴位置　在骶區，橫平第二骶後孔、骶正中嵴旁開1.5寸。
快速取穴　先摸髂後上嵴內緣下，其與背脊正中線之間為第二骶後孔，平該孔的椎體旁開2橫指處即是。
特效按摩　拇指稍用力按壓本穴至局部輕微疼痛，每次1～3分鐘，對糖尿病、子宮內膜炎也有較好保健作用。

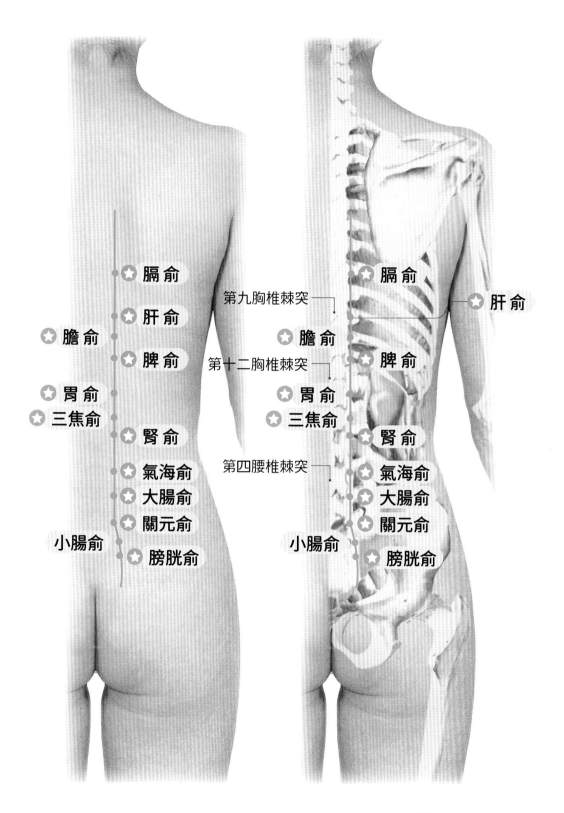

膈俞

肝俞

膽俞

脾俞

第九胸椎棘突

胃俞

三焦俞

腎俞

氣海俞

大腸俞

關元俞

小腸俞

膀胱俞

第十二胸椎棘突

第四腰椎棘突

中膂俞　腰骶疼痛可常按

膂，即夾脊肌肉。本穴位於夾脊柱兩側隆起之肌肉中，故名。

功效主治 益腎溫陽、調理下焦。主治痢疾、疝氣、腰脊強痛。

腧穴位置 在骶區，橫平第三骶後孔、骶正中嵴旁開1.5寸。

快速取穴 先摸髂後上嵴內緣，其與背脊正中線之間為第一骶後孔，平該孔的椎體處向下摸兩個椎體，其旁開2橫指處即是。

特效按摩 拇指或肘部稍用力按壓本穴至局部輕微疼痛，每次1～3分鐘，可減輕腰骶痛、坐骨神經痛等。

白環俞　生殖疾病的主治醫師

白，白色；環，繞也；俞，穴。本穴可治婦女白帶異常等，故名。

功效主治 益腎固精、調理經帶。主治遺精、帶下、月經不調、腰骶疼痛、手足麻木。

腧穴位置 在骶區，橫平第四骶後孔、骶正中嵴旁開1.5寸。

快速取穴 第三骶椎下1橫指處、旁開2橫指處即是。

特效按摩 拇指或肘部稍用力按壓本穴至局部輕微疼痛，每次1～3分鐘，對子宮內膜炎、下肢癱瘓、尿滯留等也有一定的調理作用。

八髎　防治生殖系統疾病

上髎、次髎、中髎、下髎，左右共8個穴位，為8個骶骨後孔稱之。

功效主治 調理下焦、通經活絡。主治腰骶部、泌尿生殖系統疾病。

腧穴位置 骶椎。又稱上髎、次髎、中髎和下髎，左右共8個穴位，分別在第一、二、三、四骶後孔中，合稱「八穴」。

快速取穴 骶後孔處即是。

特效按摩 拇指稍用力按壓此4組穴，每次1～3分鐘，以痠脹為度，對外陰溼疹、痔瘡、睪丸炎、便祕、尿滯留等有一定的保健作用。

⭐ 會陽　便血的剋星

會，會合、交會也。陽，陽氣也。會陽名意指膀胱經經氣由此會合督脈陽氣。

功效主治 散發水溼、補陽益氣。主治泄瀉、便血、痔瘡、帶下、陽痿、陰部溼癢等。

腧穴位置 在骶部，尾骨端旁開0.5寸。

快速取穴 俯臥或跪伏位，下髎下、尾骨下端旁凹陷處即是。

特效按摩 中指指腹按揉本穴，每次1～3分鐘，經常按摩對泄瀉、便血、痔瘡有不錯的療效。

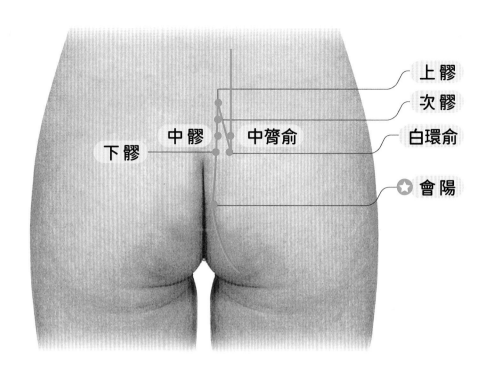

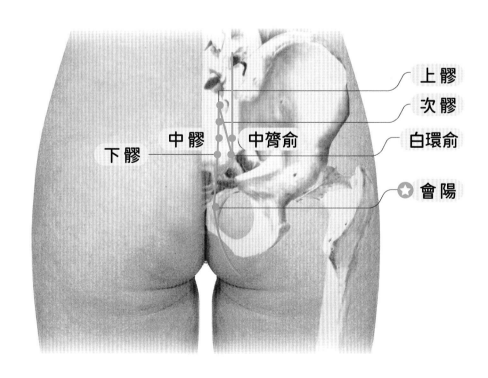

⭐ 承扶　美臀的要穴

承，承受；扶，支持。本穴位於肢體分界的臀溝中點，有支持下肢承受頭身重量的作用，故名。

功效主治　通便消痔、舒筋活絡。主治腰腿痛、下肢痿痺、痔瘡、肥胖。

腧穴位置　在股後區，臀溝的中點。

快速取穴　臀下橫紋正中點、按壓有痠脹感處即是。

特效按摩　①三指指腹向上按揉本穴，每次3～5分鐘，每日2次，長期堅持，對便祕、痔瘡、尿滯留有一定的保健作用。②常按本穴，還能收緊臀部，達到美臀的效果。

⭐ 殷門　腰腿疼痛有絕招

殷，深厚、正中；門，門戶。穴在大腿後正中肌肉豐厚處，為膀胱經經氣通過之門戶，故名。

功效主治　舒筋通絡、強腰膝。主治腰腿痛、下肢痿痺、腰扭傷。

腧穴位置　在股後區，臀溝下6寸、股二頭肌與半腱肌之間。

快速取穴　臀後橫紋中點與膕橫紋中點連線的中點處、直上1橫指處即是。

特效按摩　三指指腹向上按揉本穴，每次3～5分鐘，每日2次，對坐骨神經痛、下肢麻痺、小兒麻痺後遺症等有一定的療效。

浮郄　小腿抽筋有奇效

浮，指上方；郄，指膝彎空隙處。以穴在膕窩上方，故名。

功效主治　舒筋通絡。主治膝膕痛、麻、攣、急，便祕。

腧穴位置　在膝後區，膕橫紋上1寸、股二頭肌腱的內側緣。

快速取穴　膕橫紋外側端向上量1橫指可及一條大筋，在該筋內側按壓有凹陷處即是。

特效按摩　三指指腹向上按揉本穴，每次3～5分鐘，每日2次，可緩解急性胃腸炎、便祕等。

⭐ 委陽　腰背痙攣常來按

委，彎曲；陽，指外側。穴在膝彎正中（委中）外側，故名。

功效主治　舒筋活絡、通利水溼。主治水腫、小便不利、腰脊強痛、下肢攣痛、高血壓。

腧穴位置　在膝部，膕橫紋上、股二頭肌腱的內側緣。

快速取穴　在膕橫紋外側端可及一條大筋，在該筋內側按壓有凹陷處即是。

特效按摩　食指指腹用力向內按揉本穴，每次3～5分鐘，長期堅持，可改善腰背肌痙攣、腰背痛等。

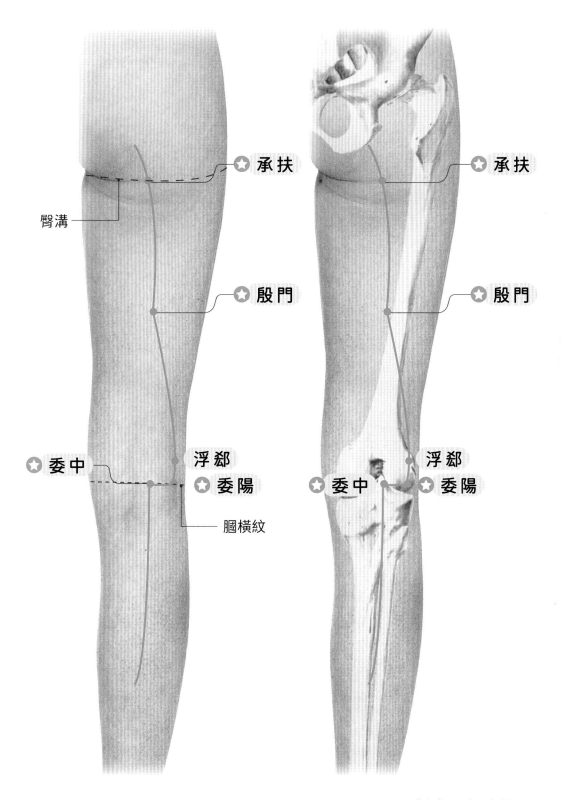

⭐ 承扶

臀溝

⭐ 殷門

⭐ 委中　浮郄

⭐ 委陽

膕橫紋

⭐ 承扶

⭐ 殷門

浮郄

⭐ 委中　⭐ 委陽

⭐ 委中　腰腿疾病求委中 ⋯⋯⋯⋯⋯⋯⋯⋯⋯⋯⋯⋯⋯⋯⋯⋯⋯⋯

委，彎曲。穴當膝彎中央，故名。

功效主治　舒筋活絡、泄熱清暑、涼血解毒。主治腰痛、下肢痿痹、腹痛、吐瀉、小便不利、遺尿、丹毒、蕁麻疹、皮膚搔癢、疔瘡、中暑。
腧穴位置　在膝後區，膕橫紋中點。
快速取穴　在膕窩橫紋上、左右兩條大筋的中間（相當於膕窩橫紋中點）處即是。
特效按摩　食指指腹用力向內按揉本穴，每次3～5分鐘，對腰、背、腿部的各種疾病都有良好的療效，也可改善溼疹、風疹、蕁麻疹等。

附分　頸肩急痛常找它 ⋯⋯⋯⋯⋯⋯⋯⋯⋯⋯⋯⋯⋯⋯⋯⋯⋯⋯⋯⋯

附，靠近；分，分支。本穴為足太陽經在背部的第二側線上，為足太陽經之分支，故名。

功效主治　舒筋活絡、疏風散邪。主治頸項強痛、肩背拘急、肘臂麻木。
腧穴位置　在脊柱區，第二胸椎棘突下、後正中線旁開3寸。
快速取穴　大椎往下推兩個椎體，其下緣旁開4橫指處即是。
特效按摩　舉手，以中指指腹按揉本穴並緩慢活動頸肩部，每次1～3分鐘，可有效改善急性頸項強痛、肩背拘急。

魄戶　咳嗽、哮喘求魄戶 ⋯⋯⋯⋯⋯⋯⋯⋯⋯⋯⋯⋯⋯⋯⋯⋯⋯⋯

魄，氣之靈；戶，門戶。肺藏魄，本穴與肺俞平列，如肺氣出入之門戶，故名。

功效主治　理氣降逆、舒筋活絡。主治咳嗽氣喘、咯血、肩背痛、項強。
腧穴位置　在脊柱區，第三胸椎棘突下、後正中線旁開3寸。
快速取穴　大椎往下推三個椎體，其下緣旁開4橫指處即是。
特效按摩　配合呼吸節奏以中指指腹按揉本穴，每次1～3分鐘，對哮喘有一定的療效。

膏肓　慢性病的保健穴 ⋯⋯⋯⋯⋯⋯⋯⋯⋯⋯⋯⋯⋯⋯⋯⋯⋯⋯⋯

膏，指心下；肓，指心下膈上。本穴位於魄戶與心之神堂之間，喻疾病深隱難治，病入膏肓，故名。

功效主治　補虛易損、調理肺氣。主治咳嗽、哮喘、盜汗、健忘、遺精、過敏性鼻炎。
腧穴位置　在脊柱區，第四胸椎棘突下、後正中線旁開3寸。
快速取穴　大椎往下推四個椎體，其下緣旁開4橫指處即是。
特效按摩　中指指腹按揉本穴，每次1～3分鐘，每日2次，長期堅持可調理各種慢性虛損性疾病，如陽痿、神經衰弱、貧血等。

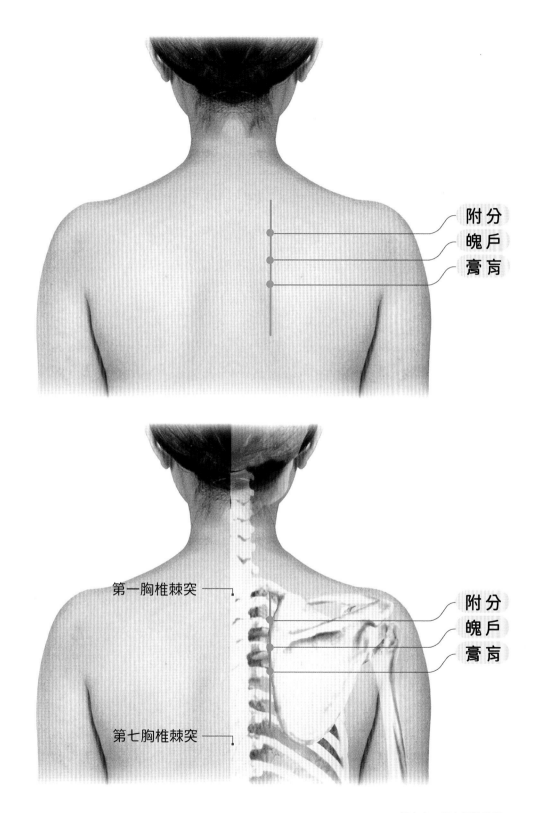

附分
魄戶
膏肓

第一胸椎棘突

第七胸椎棘突

附分
魄戶
膏肓

神堂　背肌痙攣不用怕 ··

神，神靈；堂，殿堂。心藏神，穴與心俞相平，如心神所居之殿堂，故名。

功效主治　寬胸理氣、寧心安神。主治心痛、心悸、咳嗽氣喘、胸悶、背痛。

腧穴位置　在脊柱區，第五胸椎棘突下、後正中線旁開3寸。

快速取穴　平肩胛骨下角之椎體（第七胸椎），往上推兩個椎體，其下緣旁開4橫指處即是。

特效按摩　用拇指指腹按揉或掐按本穴，每次1～3分鐘，每日2次，若背肌痙攣、肩臂疼痛時，可減輕疼痛。

譩譆　肩部痠痛也不怕 ··

譩譆，即歎息聲。用手按壓本穴，可令病人歎息不止，故名。

功效主治　宣肺理氣、通絡止痛。主治咳嗽氣喘、瘧疾、發熱、肩背痛。

腧穴位置　在脊柱區，第六胸椎棘突下、後正中線旁開3寸。

快速取穴　由平肩胛骨下角之椎體（第七胸椎）往上推一個椎體，其下緣旁開4橫指處即是。

特效按摩　用拇指指腹按揉或掐按本穴，每次1～3分鐘，每日2次，可緩解腰背肌痙攣、膈肌痙攣。

膈關　胃氣上逆來叩叩 ··

膈，橫隔；關，關隘。本穴與膈俞平列，為治療橫膈疾病的關隘，故名。

功效主治　寬胸理氣、和胃降逆。主治嘔吐、嘔逆、噯氣、食不下、脊背強痛。

腧穴位置　在脊柱區，第七胸椎棘突下、後正中線旁開3寸。

快速取穴　由平肩胛骨下角之椎體（第七胸椎）、其下緣旁開4橫指處即是。

特效按摩　用拳輕叩本穴，可緩解膈肌痙攣引起的呃逆等。

魂門　肋間痛常按按 ··

魂，靈魂；門，門戶。肝藏魂，穴與肝俞平列，如肝氣出入之門戶，故名。

功效主治　疏肝理氣、降逆和胃。主治胸脇痛、嘔吐、泄瀉、黃疸、背痛。

腧穴位置　在脊柱區，第九胸椎棘突下、後正中線旁開3寸。

快速取穴　由平肩胛骨下角之椎體（第七胸椎）往下摸兩個椎體，其下緣旁開4橫指處即是。

特效按摩　用拇指指腹按揉或掐按本穴，每次1～3分鐘，每次2次，可改善肋間神經痛、癔症等。

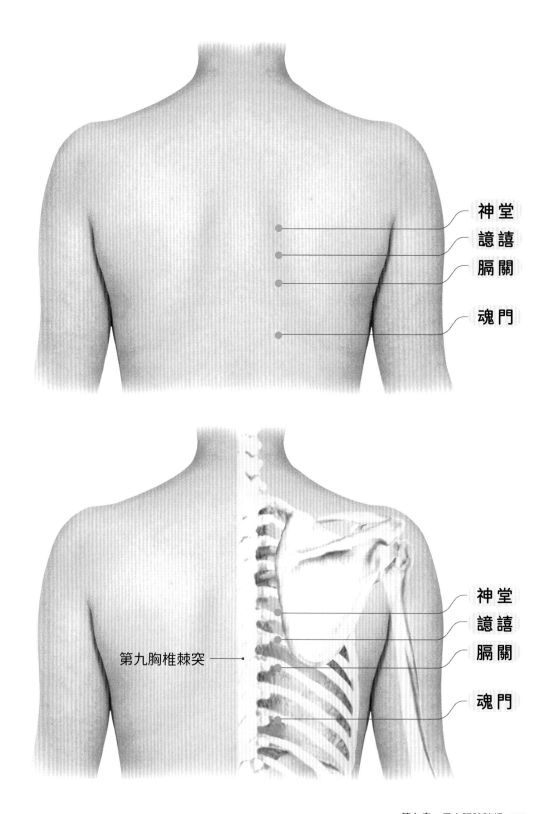

神堂

譩譆

膈關

魂門

神堂

譩譆

膈關

魂門

第九胸椎棘突

陽綱　消炎利膽

陽，陽氣；綱，統領。穴與膽俞平列，內應於膽腑，膽腑稟承少陽升發之氣，統領一身之陽氣，故名。

功效主治　疏肝利膽、健脾和中。主治腸鳴、泄瀉、神經性胃痛、黃疸、第二型糖尿病。
腧穴位置　在脊柱區，第十胸椎棘突下、後正中線旁開3寸。
快速取穴　由平肩胛骨下角之椎體（第七胸椎）往下摸三個椎體，其下緣旁開4橫指處即是。
特效按摩　拇指按壓本穴，每次1～3分鐘，長期堅持可緩解肋間神經痛、失眠、癔症。

意舍　促消化用意舍

意，意念；舍，宅舍。脾藏意，穴與脾俞平列，如脾氣之宅舍，故名。

功效主治　健脾和胃、利膽化溼。主治腹脹、腸鳴、泄瀉、嘔吐、胃痛。
腧穴位置　在脊柱區，第十一胸椎棘突下、後正中線旁開3寸。
快速取穴　由與肚臍中相對應之椎體（第二腰椎）往上摸三個椎體，其下緣旁開4橫指處即是。
特效按摩　拇指按壓本穴，每次1～3分鐘，長期堅持對消化不良、腸炎有一定的保健作用。

胃倉　改善消化助飲食

胃，胃腑；倉，糧倉。穴與胃俞平列，胃主納穀，猶如糧倉，故名。

功效主治　和胃健脾、消食導滯。主治胃脘痛、腹脹、小兒食積、水腫、食慾不振。
腧穴位置　在脊柱區，第十二胸椎棘突下、後正中線旁開3寸。
快速取穴　由與肚臍中相對應之椎體（第二腰椎）往上摸兩個椎體，其下緣旁開4橫指處即是。
特效按摩　拇指按壓本穴，每次1～3分鐘，可緩解胃炎、胃潰瘍、肝炎、腸炎等。

肓門　腹部不適可按它

肓，肓膜；門，門戶。穴與三焦俞平列，如肓膜之氣出入之門戶，故名。

功效主治　理氣和胃、清熱消腫。主治便祕、乳疾、胃痛、胃脹。
腧穴位置　在腰區，第一腰椎棘突下、後正中線旁開3寸。
快速取穴　由與肚臍中相對應處之椎體（第二腰椎）往上摸一個椎體，其下緣旁開4橫指處即是。
特效按摩　拇指按壓本穴，每次1～3分鐘，每日2次，可調理乳腺炎、腰肌勞損等。

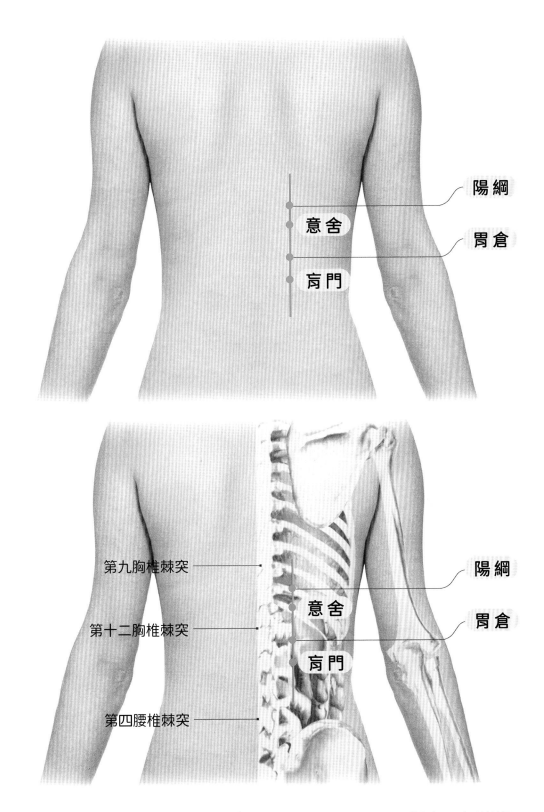

陽綱

意舍

胃倉

肓門

第九胸椎棘突

第十二胸椎棘突

第四腰椎棘突

陽綱

意舍

胃倉

肓門

志室　腎虛患者常按按

志，意志；室，處所。腎藏志，穴與腎俞平列，如腎氣聚集之房室，故名。

功效主治　益腎固精、清熱利溼、強壯腰膝。主治遺精、陽痿、遺尿、小便不利、水腫、月經不調、腰脊強痛、坐骨神經痛。

腧穴位置　在腰區，第二腰椎棘突下、後正中線旁開3寸。

快速取穴　與臍中相對應處之椎體（第二腰椎）、其下緣旁開4橫指處即是。

特效按摩　拇指按壓，或屈肘以肘部突起部著力於本穴，每次1～3分鐘，每日2次，可改善腎絞痛、消化不良等。

★ 胞肓　二便不利常按按

胞，指膀胱；肓，指維繫膀胱之脂膜。本穴與膀胱俞平列，故名。

功效主治　補腎強腰、通利二便。主治小便不利、腸鳴、腹脹、便祕、腰脊痛。

腧穴位置　在骶區，橫平第二骶後孔、骶正中嵴旁開3寸。

快速取穴　髂後上嵴內緣下與背脊正中線之間為第二骶後孔，平該孔的椎體旁開4橫指處即是。

特效按摩　拇指按壓，或屈肘以肘部突起部著力於本穴，每次1～3分鐘，每日2次，對腸炎、便祕有較好的調理作用。

秩邊　痔瘡是病也不怕

秩，次序；邊，邊緣。本穴為膀胱經在背部排列最下的穴位，故名。

功效主治　舒筋活絡、強壯腰膝、調理下焦。主治腰腿痛、痔瘡、小便不利、膀胱炎。

腧穴位置　在骶區，橫平第四骶後孔、骶正中嵴旁開3寸。

快速取穴　先取下髎、旁開4橫指處即是。

特效按摩　拇指按壓，或屈肘以肘部突起部著力於本穴，每次1～3分鐘，每日2次，對痔瘡、脫肛有一定的保健功效。

合陽　膝痹疼痛有奇效

合，會合。足太陽膀胱經在背和大腿部分為兩支，至委中部會合而下，穴當其處，故名。

功效主治　舒筋通絡、調經止帶、強健腰膝。主治腰脊強痛、下肢痿痹、疝氣、崩漏。

腧穴位置　在小腿後區，膕橫紋下2寸、腓腸肌內、外側頭之間。

快速取穴　從膕橫紋中點直下量3橫指處即是。

特效按摩　拇指彈撥本穴3～5分鐘，以痠脹為度，對改善膝關節疼痛及活動不利，有一定的效果。

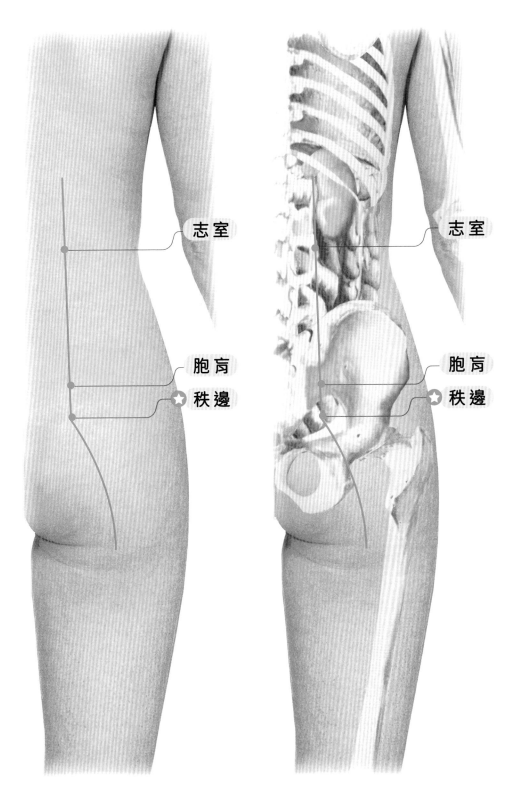

志室

志室

胞肓

胞肓

秩邊

秩邊

承 筋　小腿痙攣常來揉 ···

承，承受；筋，指腓腸肌。穴在承受重量的腓腸肌肌腹中，故名。

功效主治 舒筋活絡、強健腰膝、清泄腸熱。主治痔瘡、腰腿拘急疼痛、落枕、背痛。
腧穴位置 在小腿後區，膕橫紋下5寸、腓腸肌兩肌腹之間。
快速取穴 在小腿後面，腓腸肌肌腹中央即是。
特效按摩 俯臥位，拇指彈撥本穴3～5分鐘，以痠脹為度。急性腰扭傷、小腿抽筋或
　　　　　　麻痹時，可明顯緩解症狀。

⭐ 承 山　腿腳抽筋不用怕 ···

承，承接；山，山谷。本穴位處小腿部腓腸肌下方凹陷中，形似處於山谷之中，故名。

功效主治 理氣止痛、舒筋活絡、消痔。主治痔瘡、便祕、腰腿拘急疼痛、足跟痛。
腧穴位置 在小腿後區，腓腸肌兩肌腹與肌腱交角處。
快速取穴 膕橫紋中點至外踝尖平齊處連線的中點即是。
特效按摩 俯臥位，拇指彈撥本穴3～5分鐘，以痠脹為度，可治療痔瘡、脫肛等。

⭐ 飛 揚　快速緩解疲勞 ···

飛，飛翔；揚，向上揚。此穴為足太陽膀胱經的絡穴，本經絡脈從此穴飛離而去聯絡足少陰腎經，
其勢飛揚，故名。

功效主治 清熱安神、舒筋活絡。主治頭痛、目眩、鼻出血、腰背痛、腿軟無力、痔瘡。
腧穴位置 在小腿後區，崑崙直上7寸、腓腸肌外下緣與跟腱移行處。
快速取穴 膕橫紋至外踝尖連線之中點處、再往下方外側1橫指、當腓骨後緣處即是。
特效按摩 俯臥位，拇指彈撥本穴3～5分鐘，以痠脹為度，可改善小腿肌肉疲勞。

跗 陽　腰腿痛的守護神 ···

跗，足背；陽，即足背上方。本穴位於崑崙上方3寸處，恰為足背部之上方，故名。

功效主治 舒筋活絡、退熱散風。主治頭痛、頭重、腰腿痛、下肢痿痹、外踝腫痛。
腧穴位置 在小腿後區，崑崙直上3寸、腓骨與跟腱之間。
快速取穴 在足外踝後方，平足外踝上4橫指處即是。
特效按摩 拇指彈撥本穴3～5分鐘，以痠脹為度，可明顯減輕小腿抽筋症狀。

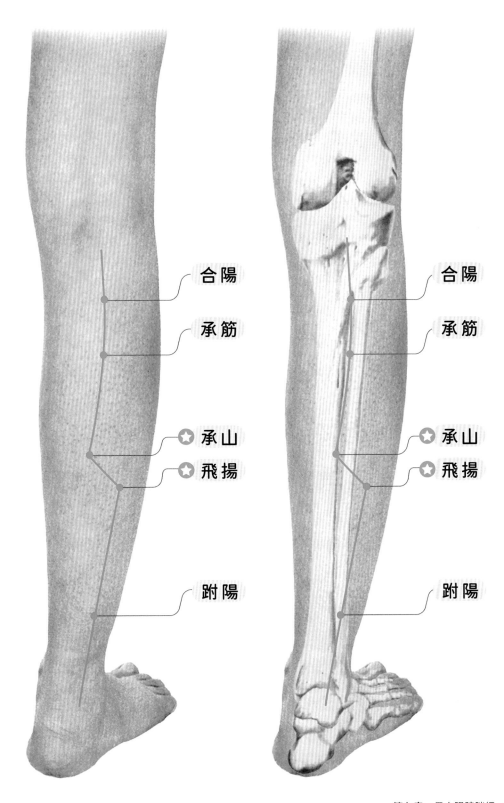

合陽

承筋

⭐ 承山

⭐ 飛揚

跗陽

合陽

承筋

⭐ 承山

⭐ 飛揚

跗陽

⭐ 崑崙　腳踝疼痛多拿捏

崑崙，高山名，在此喻指外踝高突，形似高山，穴在其旁，故名。

功效主治 安神清熱、舒筋活絡。主治頭痛、目眩、腰痛、足跟腫痛、坐骨神經痛。

腧穴位置 在踝區，外踝尖與跟腱之間的凹陷中。

快速取穴 外踝尖與腳腕後的大筋（跟腱）之間，可觸及一凹陷處即是。

特效按摩 拇指彈撥本穴3～5分鐘，以痠脹為度，可調理膀胱經循行部位的常見病
症，如神經性頭痛、眩暈、鼻出血、痔瘡、頸腰痛等。

僕參　牙齦腫痛有奇效

僕，僕從；參，參拜。古時僕從行跪拜之禮參拜主人時，足跟顯露於上，而本穴位於此處，故名。

功效主治 舒筋活絡、強壯腰膝。主治下肢痿痹、足跟痛、癲癇、踝關節扭傷。

腧穴位置 在跟區，崑崙直下、跟骨外側、赤白肉際處。

快速取穴 從崑崙垂直向下量1橫指處即是。

特效按摩 拇指按揉本穴3～5分鐘，以痠脹為度，對牙齦出血、尿道炎有調理作用。

⭐ 申脈　清熱安神治失眠

申，通「伸」，意指本穴善治肢體屈伸困難；脈，陽蹺脈，意指本穴通於陽蹺脈。

功效主治 清熱安神、利腰膝。主治頭痛、目眩、失眠、目赤腫痛、腰腿痛、踝關節扭傷。

腧穴位置 在踝區，外踝尖直下、外踝下緣與跟骨之間凹陷中。
外踝垂直向下，可觸及一凹陷處即是。

快速取穴 拇指按揉本穴3～5分鐘，以痠脹為度，對腰肌勞損、下肢癱瘓、關節炎、
特效按摩 踝關節扭傷，有一定的好處。

金門　急性腰痛可來按

金，金生水。足太陽膀胱經在此與足少陰腎經之經氣交接，猶如秋風肅起，為寒水所生之門。

功效主治 安神開竅、通經活絡。主治頭痛、癲癇、小兒驚風、腰痛、下肢痹痛。

腧穴位置 在足背，外踝前緣直下、第五蹠骨粗隆後方、骰骨下緣凹陷中。

快速取穴 腳趾向上蹺起可見一骨頭凸起即是骰骨，其外側凹陷處即是。

特效按摩 拇指按揉或指掐本穴3～5分鐘，以痠脹為度，對膝關節炎、踝扭傷、足底
痛有一定的保健作用。

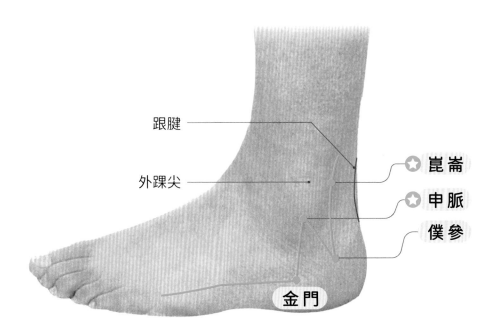

跟腱

外踝尖

⭐ 崑崙

⭐ 申脈

僕參

金門

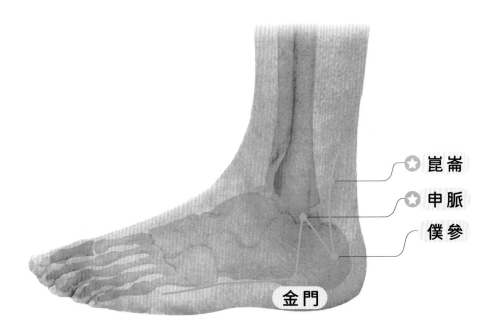

⭐ 崑崙

⭐ 申脈

僕參

金門

京骨　常按本穴保健康

京，高大。京骨，指突出的第五蹠骨粗隆部，穴在其下方，故名。

功效主治 清熱止痙、明目舒筋。主治頭痛、項強、目翳、癲癇、腰腿痛、肩部痠痛。

腧穴位置 在蹠區，第五蹠骨粗隆前下方、赤白肉際處。

快速取穴 沿著小趾後面的長骨往後推，可觸摸到一凸起，其凸起下方赤白肉際處，按壓可觸及一凹陷處即是。

特效按摩 拇指按揉或指掐本穴3～5分鐘，以痠脹為度，可預防癲癇、小兒驚風等。

束骨　按摩束骨防耳鳴

束，收束，緊束。本穴位於第五蹠骨小頭後下方，意指由京骨漸呈收束之勢，故名。

功效主治 安心定神、清熱消腫。主治頭痛、項強、目眩、癲狂、腰腿痛、耳鳴。

腧穴位置 在蹠區，第五蹠趾關節的近端、赤白肉際處。

快速取穴 第五蹠趾關節後方掌背交界線處，可觸及一凹陷處即是。

特效按摩 拇指推按本穴1～3分鐘，每日2次，對視物模糊、耳鳴有調理作用。

足通谷　升清降濁常推按

通，通過；谷，山谷。穴在足部，該處凹陷如谷，脈氣由此通過，故名。

功效主治 泄熱、清頭目。主治頭痛、項強、目眩、鼻出血、癲狂、咽喉疼痛。

腧穴位置 在足趾，第五蹠趾關節的遠端、赤白肉際處。

快速取穴 第五蹠趾關節前方掌背交界線處，可觸及一凹陷處即是。

特效按摩 拇指推按本穴1～3分鐘，每日2次，對易驚、消化不良、嘔吐等有一定保健功效。

至陰　調整胎位避難產

至，到達；陰，此即足少陰腎經。本穴是足太陽膀胱經末穴，從這裡到達足少陰腎經，故名。

功效主治 正胎催產、理氣活血、清頭明目。主治胎位不正、難產、胞衣不下、頭痛、目痛、鼻塞、鼻出血、腰膝發冷、夜尿症。

腧穴位置 在足趾，小趾末節外側、趾甲根角側後方0.1寸（指寸）。

快速取穴 足小趾趾甲外側緣與下緣，各作一垂線之交點處即是。

特效按摩 ①拇指掐按本穴1～3分鐘，每日2次，長期堅持可治療頭痛、腦血管病後遺症等。②用艾條溫和灸至陰、太溪各10分鐘，以局部溫熱為度，可治療胎位不正。

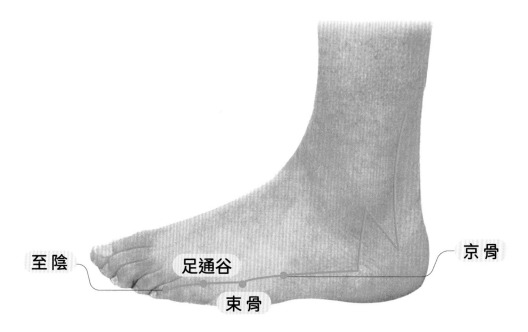

至 陰　　足通谷　　束 骨　　京 骨

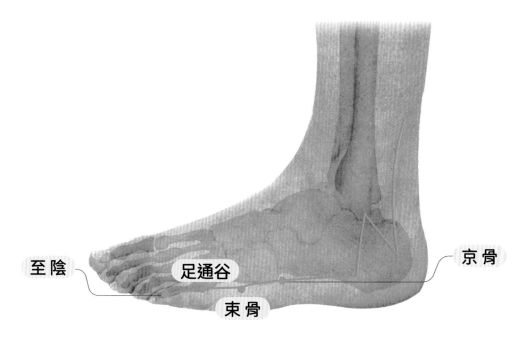

至 陰　　足通谷　　束 骨　　京 骨

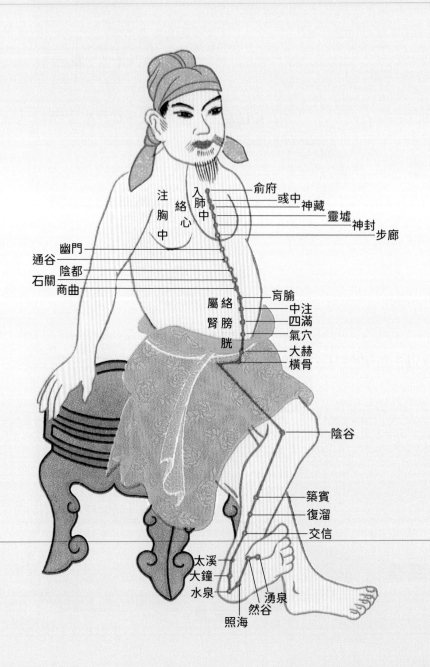

俞府
或中 神藏
靈墟 神封
步廊

注胸中
絡心中
入肺中

幽門
通谷
陰都
石關
商曲

肓腧
中注
四滿
氣穴
大赫
橫骨

屬腎 絡膀胱

陰谷

築賓
復溜
交信

太溪
大鐘
水泉

湧泉
然谷

照海

古代經絡圖・足少陰腎經

中醫看腎臟

1. **藏精**。腎藏精是指腎具有貯存、封藏人身精氣的作用。

2. **主水**。腎氣具有主司和調節全身水液代謝的功能。

3. **主納氣**。納，固攝、受納的意思。腎主納氣，是指腎有攝納肺吸入之氣而調節呼吸的作用。

腎經的主治病症

1. 遺精、陽痿、小便不利等泌尿生殖系統病症。

2. 月經不調、痛經、不孕等婦科病症。

3. 癲狂、失眠、眩暈等神經精神系統病症。

4. 大腿內側後、腰部痛，咽喉腫痛等經脈循行部位的病症。

• 腎經腧穴

⭐ 湧泉　溺水急救有高招

湧，湧出；泉，水泉。穴居足心陷中，經氣自下而上，如湧出之水泉，故名。

功效主治　蘇厥開竅、滋陰益腎、平肝息風。主治頭頂頭痛、眩暈、昏厥、癲狂、小兒驚風、失眠、便祕、小便不利、咽喉腫痛、舌乾、失音、足心熱、食慾不振、倦怠。

腧穴位置　在足底，屈足捲趾時、足心最凹陷中。

快速取穴　蜷足，約當足底第二、三趾蹼緣與足跟連線的前1/3與後2/3交點凹陷中即是。

特效按摩　①用食指或中指的指尖關節點按湧泉3～5分鐘，可有效治療失眠、咽喉疼痛、足底痛。②溺水所致的昏迷不醒，以拇指向下按壓，30秒後放開。

然谷　助睡眠就按它

舟骨粗隆部稱「然骨」，穴在其下方凹陷處，故名。

功效主治　益氣固腎、清熱利溼。主治月經不調、子宮脫垂、陰道脫垂、陰癢、遺精、小便不利、糖尿病、泄瀉、小兒臍風、咽喉腫痛、咯血、口噤、急性腰扭傷、腰膝發冷。

腧穴位置　在足內側，足舟骨粗隆下方、赤白肉際處。

快速取穴　舟骨粗隆前下方，可觸及一凹陷處即是。

特效按摩　用食指指腹按揉然谷3～5分鐘，可有效幫助睡眠，可緩解咽喉炎、扁桃腺炎等。

⭐ 太溪　補腎氣，除百病

太，盛大；溪，溝溪。穴在內踝和跟腱之間凹陷中，如巨大的溝溪，故名。

功效主治　滋陰益腎、壯陽強腰。主治月經不調、遺精、陽痿、小便頻數、糖尿病、泄瀉、腰痛、頭痛、目眩、耳聾、耳鳴、咽喉腫痛、牙痛、失眠、咳喘、咯血、貧血。

腧穴位置　在踝區，內踝尖與跟腱之間的凹陷中。由足內踝尖向後推至凹陷處(大約當內踝尖與跟腱間之中點)即是。

快速取穴
特效按摩　用食指指腹按揉太溪3～5分鐘，以痠脹為度，可促進腎經的經氣，有效緩解腰肌勞損。

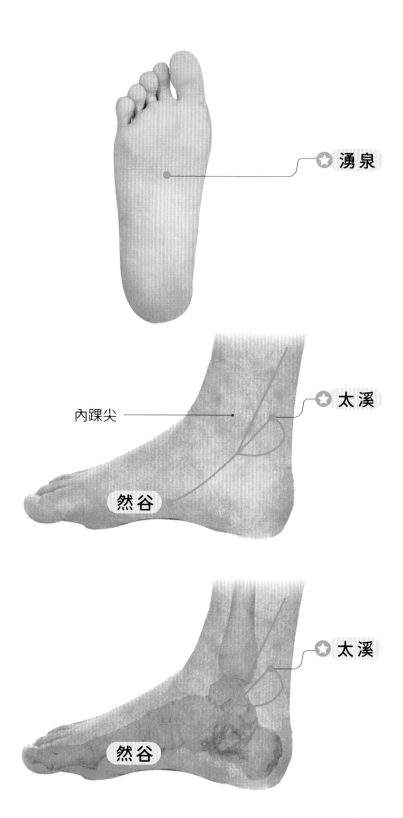

湧泉

內踝尖

太溪

然谷

太溪

然谷

大鐘　強腰壯骨療效好

大，大小的大；鐘，同「踵」，指足跟部。穴在足跟，其骨較大，故名。

功效主治　益腎平喘、調理二便。主治癃閉＊、遺尿、便祕、咯血、氣喘、癡呆、腰膝冷痛。

腧穴位置　在跟區，內踝後下方、跟骨上緣、跟腱附著部前緣凹陷中。

快速取穴　由足內踝尖向後推至凹陷處（大約當內踝尖與跟腱間之中點）即是。

特效按摩　用食指指腹點按大鐘，以痠脹為度，可輔助治療神經精神疾病，對咽痛、口腔炎、便祕也有特效。　　　　　　　　　　　　　　　★癃閉：小便不適。

水泉　長期按揉治近視

泉，泉水，水源。水泉有水源之意，腎主水。穴屬本經郄穴，如泉源所在，且能治小便淋漓。

功效主治　清熱益腎、通經活絡。主治月經不調、子宮脫垂、陰道脫垂、小便不利、痛風。

腧穴位置　在跟區，太溪直下1寸、跟骨結節內側凹陷中。

快速取穴　由太溪直下量拇指1橫指處即是。

特效按摩　①用食指指腹點按水泉3～5分鐘，可改善小便不利之症狀。②每日堅持按摩3～5次，對近視也有一定的作用。

⭐ 照海　睡眠不佳的救星

照，相對；海，指足底。兩足底相合時，內踝下方呈現凹陷，故名。

功效主治　滋陰清熱、調經止痛。主治月經不調、帶下、遺精、小便頻數、失眠。

腧穴位置　在踝區，內踝尖下1寸、內踝下緣邊際凹陷中。

快速取穴　由內踝尖垂直向下推，至其下緣凹陷處即是。

特效按摩　①用食指指腹按揉照海，以痠脹為度，可以輔助治療扁桃腺、咽喉炎。②每日睡前按摩本穴3～5分鐘，可以改善睡眠。

⭐ 復溜　治療小便少

復，返還，重複；溜，通「流」。穴居照海之上，指經氣至「海」入而復出並繼續溜注之意。

功效主治　補腎益陰、溫陽利水。主治水腫、腹脹、泄瀉、盜汗、下肢痿痹、月經不調。

腧穴位置　在小腿內側，內踝尖直上2寸、跟腱的前緣。

快速取穴　內踝尖與跟腱連線的中點（即太溪），由太溪上3橫指處即是。

特效按摩　①用食指指腹按摩本穴，以痠脹為度，長期堅持對盜汗、小便少有一定的功效。②在復溜局部按揉，可治療下肢痿痹。

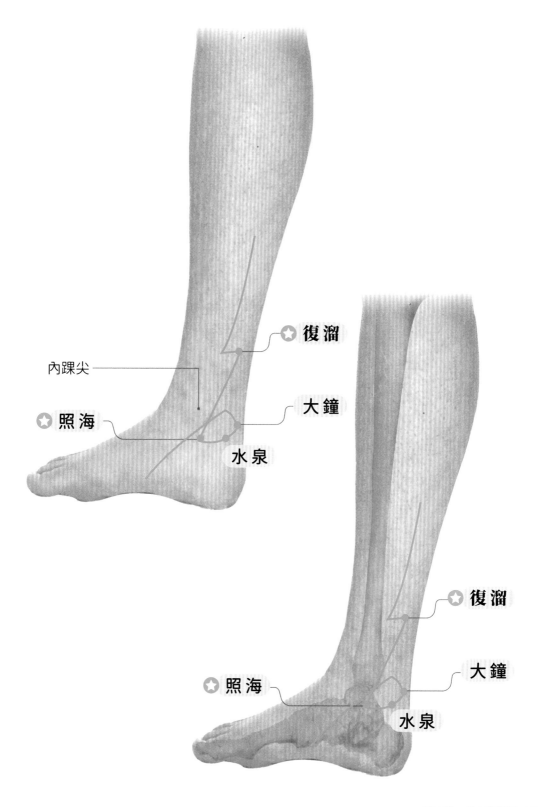

內踝尖

⭐ 復溜

大鐘

⭐ 照海

水泉

⭐ 復溜

大鐘

⭐ 照海

水泉

⭐ 交信　調理二便通便祕

五行與五德（仁、義、禮、智、信）相配，其中脾土配信，而本穴也是腎經與脾經相交之處，故名。

功效主治　益腎調經、調理二便。主治月經不調、崩漏、子宮脫垂、陰道脫垂、泄瀉、便祕、高血壓。

腧穴位置　在小腿內側，內踝尖2寸、脛骨內側緣後際凹陷中。

快速取穴　由太溪向上3橫指，再向前輕推至脛骨後緣有一凹陷處即是。

特效按摩　①用食指指腹點按本穴3～5分鐘，可以輔助治療便祕、腸炎。②在本穴局部點按至痠脹，可緩解下肢內側疼痛。

築賓　調理下焦有高招

築，強健；賓，同「臏」，指膝和小腿。穴在小腿內側，有使腿膝強健的作用，故名。

功效主治　調理下焦、寧心安神。主治癲狂、嘔吐、疝氣、小腿疼痛、暈車、暈船、嘔吐涎沫。

腧穴位置　在小腿內側，太溪直上5寸、比目魚肌與跟腱之間。

快速取穴　太溪與陰谷的連線上、橫平蠡溝處即是。

特效按摩　用食指指腹點按本穴3～5分鐘，以痠脹為度，可以輔助調節泌尿系統疾病，對小腿抽筋、下肢痿痹也有改善作用。

陰谷　治療遺尿、遺精效果佳

內側為「陰」，凹陷稱「谷」。穴居膕窩內側凹陷處，故名。

功效主治　益腎調經、理氣止痛。主治陽痿、疝氣、崩漏、癲狂、大腿後側痛、小腿疼痛。在膝後區，膕橫紋上、半腱肌肌腱外側緣。

腧穴位置　坐位，屈膝90°，膝內高骨後緣，膕窩橫紋內側端的兩條筋 (半膜肌腱和半
快速取穴　腱肌腱) 之間即是。

特效按摩　①用食指指腹點按本穴至痠脹，可以有效改善胃腸炎之症狀，也可緩解膝關節炎引起的膕窩處不適。②堅持按摩本穴可調理泌尿生殖系統病症。

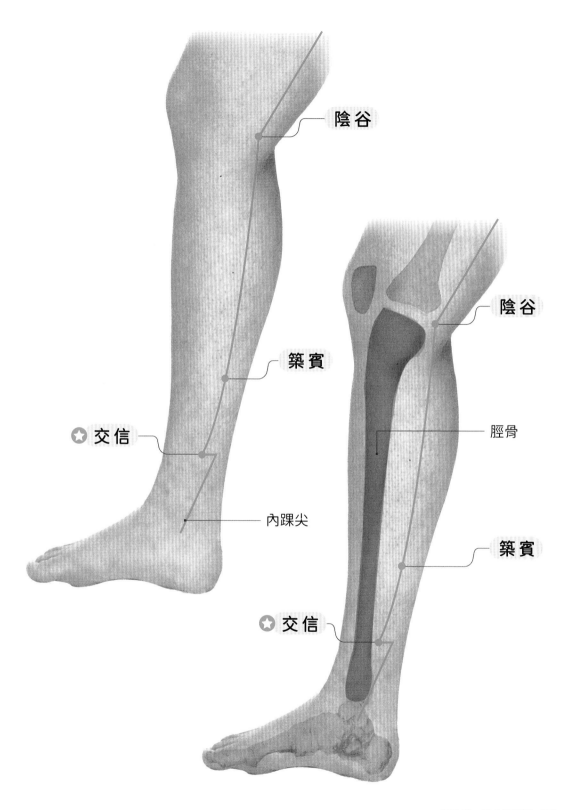

陰谷

築賓

⭐ 交信

內踝尖

陰谷

脛骨

築賓

⭐ 交信

橫骨　主治泌尿生殖系統疾病

橫骨原指恥骨聯合部，穴在其上方，故名。

功效主治　益腎助陽、調理下焦。主治少腹脹痛、小便不利、遺尿、遺精、陽痿、疝氣、
陰痛、膀胱炎。

腧穴位置　在下腹部，臍中下5寸、前正中線旁開0.5寸。

快速取穴　恥骨聯合上緣與前正中線交點處，旁開半橫指處即是。

特效按摩　仰臥位，用食指指腹點按本穴3～5分鐘，每日3～5次，對遺精、陽痿、
骨盆腔炎、附件炎、閉經、月經不調有調理作用。

⭐ 大赫　主打生殖健康

大赫，意為強盛。穴居下腹，為陰氣盛大之處，故名。

功效主治　益腎助陽、調經止帶。主治遺精、子宮脫垂、陰道脫垂、帶下、痛經、膀胱炎。
在下腹部，臍中下4寸、前正中線旁開0.5寸。

腧穴位置　橫骨上1寸，旁開前正中線0.5寸處即是。

快速取穴　仰臥位，用食指指腹按揉本穴3～5分鐘，可輔助治療生殖系統疾病。

特效按摩

氣穴　利尿通便效果佳

氣，在此指腎氣。穴在關元旁，為腎氣藏聚之室，故名。

功效主治　調理衝任、益腎暖胞。主治月經不調、帶下、崩漏、小便不通、泄瀉、膀胱炎。
在下腹部，臍中下3寸、前正中線旁開0.5寸。

腧穴位置　從肚臍向下4橫指，再自前正中線旁開半橫指處即是。

快速取穴　用食指指腹點按本穴3～5分鐘，至穴位痠脹為上佳，可有利尿通便之作用。

特效按摩

⭐ 四滿　治療腹部脹滿

滿，脹滿。本穴位於下腹部，是足少陰腎經在該部的第四個穴，主治腹部脹滿，故名。

功效主治　理氣調經、利水消腫。主治月經不調、帶下、遺精、疝氣、便祕、腹痛、水腫。

腧穴位置　在下腹部，臍中下2寸、前正中線旁開0.5寸。

快速取穴　從肚臍向下量3橫指，再自前正中線旁開半橫指處即是。

特效按摩　①仰臥位，用食指指腹點按本穴3～5分鐘，可以緩解胃腸道疾病之症狀。
②長期按摩本穴可以輔助治療痛經、月經不調。

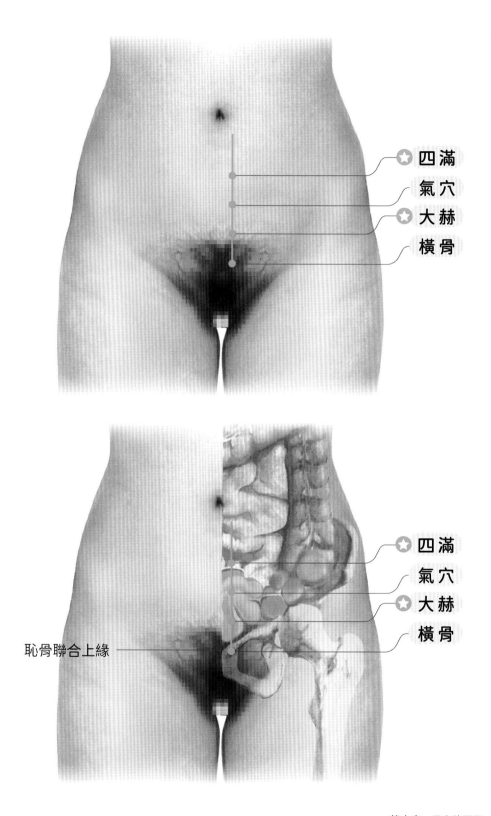

四滿

氣穴

大赫

橫骨

恥骨聯合上緣

四滿

氣穴

大赫

橫骨

中注　促消化

中，中間；注，灌注。腎經之氣由此灌注中焦，故名。

功效主治 調經止帶、通調腑氣。主治腹痛、便祕、泄瀉、消化不良、月經不調、痛經。

腧穴位置 在下腹部，臍中下1寸、前正中線旁開0.5寸。

快速取穴 從肚臍向下量拇指1橫指，再自前正中線旁開半橫指處即是。

特效按摩 ①用食指指腹點按本穴，可激發腎經經氣，對腰痛有很好的緩解作用。
②按揉本穴至透熱，也可輔助治療腹痛、便祕。

肓俞　和便祕說再見

肓，肓膜；俞，輸注。腎經之氣由此輸注肓膜，故名。

功效主治 理氣止痛、潤腸通便。主治腹痛、腹脹、嘔吐、泄瀉、便祕、月經不調、疝氣、腰脊痛、風溼性關節炎。

腧穴位置 在腹部，臍中旁開0.5寸。

快速取穴 自肚臍旁開半橫指，在腹直肌內緣處即是。

特效按摩 ①仰臥位，用食指指腹按揉本穴3～5分鐘，以穴位透熱為佳，對消化系統病症，如便祕、腹痛有很好的效果。②拇指指腹點按天樞、中脘，而後在腹部拔罐，留罐10分鐘，可緩解慢性腸炎。

商曲　腹痛患者的佳音

商為金音，借指大腸；曲，彎曲。本穴內對大腸彎曲處，故名。

功效主治 健脾和胃、消積止痛。主治腹痛、泄瀉、便祕、痛經。

腧穴位置 在上腹部，臍中上2寸、前正中線旁開0.5寸。

快速取穴 臍上3橫指、旁開半橫指處即是。

特效按摩 用食指指腹點按本穴3～5分鐘，可輔助治療腹痛之症狀，並且對腹瀉及便祕有特效。

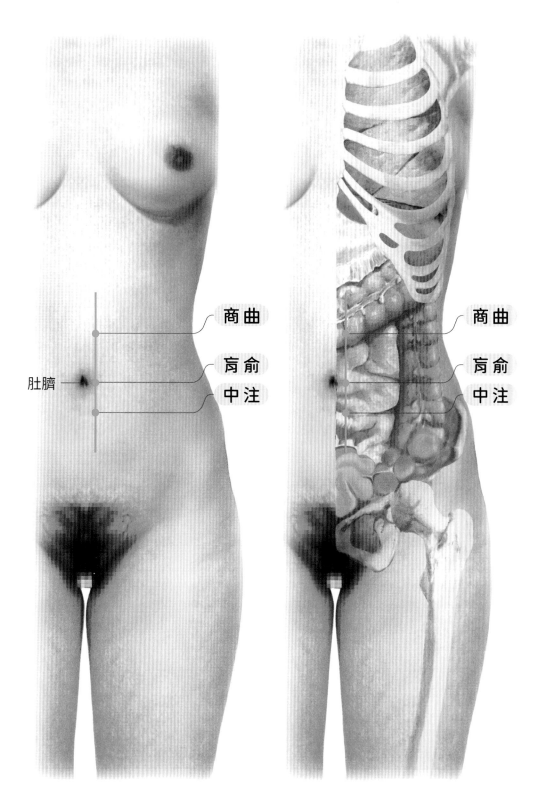

商曲

肓俞

中注

商曲

肓俞

中注

肚臍

石關　脾胃虛寒找石關

石，喻堅實；關，關要。本穴為治療腹部實證的要穴，故名。

功效主治 攻堅消滿、調理氣血。主治嘔吐、腹痛、便祕、不孕。

腧穴位置 在上腹部，臍中上3寸、前正中線旁開0.5寸。

快速取穴 仰臥位。先從肚臍向上量4橫指，再自前正中線旁開量半橫指，按壓有痠脹感處即是。

特效按摩 ① 胃痙攣疼痛發作時，用食指指腹重按本穴，能有效緩解疼痛。②平時按摩本穴還能改善脾胃虛寒之症狀。

陰都　調理胃腸功能

穴屬足少陰腎經，故稱「陰」；位近中脘，故稱「都」（匯聚處），故名。

功效主治 調理胃腸、寬胸降逆。主治腹痛、腹脹、便祕、不孕、哮喘。

腧穴位置 在上腹部，臍中上4寸、前正中線旁開0.5寸。

快速取穴 胸劍聯合正中點與肚臍連線的中點，再自前正中線旁開半橫指處即是。

特效按摩 ①用食指指腹按揉本穴5分鐘，每日3～5次，可對呼吸系統疾病有防治的作用，同時也可調理胃腸功能。②不孕者以拇指指腹點按陰都、子宮、關元、氣海、三陰交各10分鐘，一日多次。若虛寒體質者，可配合艾灸。

腹通谷　緩解胃痛嘔吐

通，通道；谷，水穀食物。穴在幽門穴下方，為水穀通行之處，故名。

功效主治 健脾和胃、寬胸安神。主治腹痛、腹脹、嘔吐、心痛、心悸、咳嗽、哮喘。

腧穴位置 在上腹部，臍中上5寸、前正中線旁開0.5寸。

快速取穴 胸劍聯合中點直下4橫指，再自前正中線旁開半橫指處即是。

特效按摩 ①用食指指腹點按本穴3～5分鐘，可有效緩解胃痛嘔吐。②腸躁症患者用全手掌輕柔按揉腹部腹通谷處10圈，並配以輕柔的顫法，可緩解症狀。

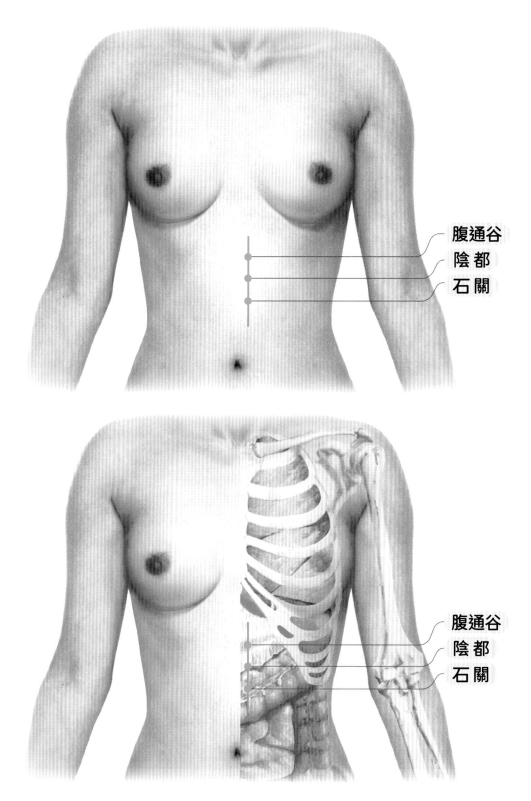

腹通谷
陰 都
石 關

腹通谷
陰 都
石 關

幽門 調節腹脹、腹瀉

幽，幽隱；門，門戶。穴近胃之下口幽門而與之相關，故名。

功效主治 健脾和胃、降逆止嘔。主治腹痛、腹脹、嘔吐、泄瀉、咳嗽。

腧穴位置 在上腹部，臍中上6寸、前正中線旁開0.5寸。

快速取穴 胸劍聯合中點直下量3橫指，再自前正中線旁開半橫指處即是。

特效按摩 ①點按本穴3～5分鐘，以痠脹為佳，可以雙向調節腹脹、腹瀉。②長期堅持按摩本穴，可輔助調理胃腸疾病。

步廊 乳房保健之要穴

步，行走；廊，走廊。正中為「庭」，兩邊為「廊」，穴在中庭之旁，故名。

功效主治 寬胸理氣、止咳平喘。主治咳嗽、哮喘、胸脅脹滿、嘔吐。

腧穴位置 在胸部，第五肋間隙、前正中線旁開2寸。

快速取穴 自乳頭向下摸一個肋間隙，由前正中線旁開3橫指處即是。

特效按摩 ①輕揉本穴5分鐘，每日1次，長期堅持可對乳腺疾病有很好的防治作用。②雙手掌沿肋骨走行方向推擦步廊、膻中、大包，可緩解肋間神經痛。

神封 快速緩解氣喘

神，指心；封，領屬。穴之所在為心之所屬，故名。

功效主治 寬胸理肺、降逆止嘔。主治咳嗽、哮喘、胸脅脹滿、乳腺炎、嘔吐、乳房發育不良。

腧穴位置 在胸部，第四肋間隙、前正中線旁開2寸。

快速取穴 乳頭與前正中線之中點處即是。

特效按摩 用食指指腹點按本穴，至痠脹透熱為佳，可快速緩解胸肋脹痛、肋間神經痛、心動過速、氣喘等。

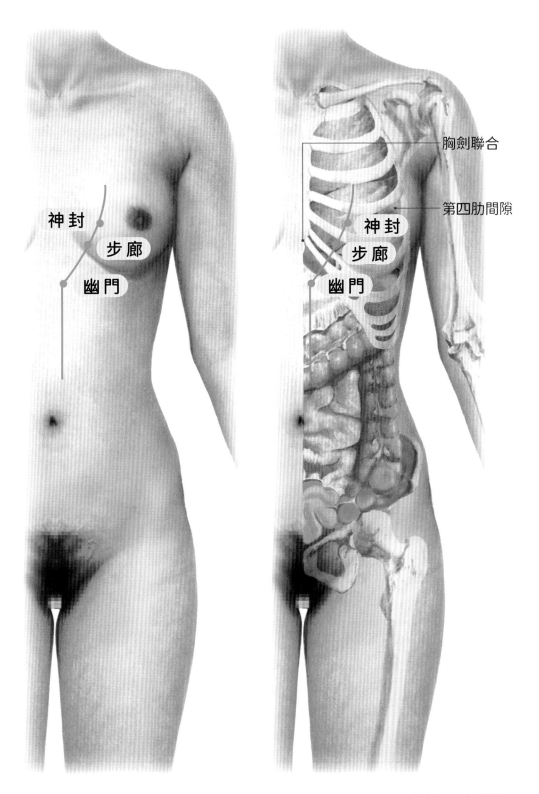

神封

步廊

幽門

胸劍聯合

第四肋間隙

神封

步廊

幽門

靈墟　風寒咳嗽按靈墟

靈，指心；墟，土堆。本穴內應心臟，外當肌肉隆起處，其隆起猶如土堆，故名。

功效主治 疏肝寬胸、肅降肺氣。主治咳嗽、哮喘、胸脇脹滿、乳腺炎、嘔吐、心悸。
腧穴位置 在胸部，第三肋間隙、前正中線旁開2寸。
快速取穴 自乳頭垂直向上摸一個肋間隙，由前正中線旁開3橫指處即是。
特效按摩 風寒咳嗽時，可每日點按本穴5次，以痠脹為度。

神藏　治咳喘效果佳

神，神明。本穴位於心臟附近，內應於心，心主藏神，故名。

功效主治 寬胸理氣、降逆平喘。主治咳嗽、哮喘、胸痛、嘔吐、心悸。
腧穴位置 在胸部，第二肋間隙、前正中線旁開2寸。
快速取穴 自乳頭垂直向上摸兩個肋間隙，前正中線旁開3橫指處即是。
特效按摩 用食指指腹點按本穴3～5分鐘，每日2次，可防治呼吸系統疾病，治療咳喘效果尤佳。

彧中　止咳順氣

彧，通「郁」；中，中間。郁有茂盛之意，穴當腎氣行於胸中大盛之處，故名。

功效主治 寬胸理氣、止咳化痰。主治咳嗽、哮喘、胸脇脹滿。
腧穴位置 在胸部，當第一肋間隙、前正中線旁開2寸。
快速取穴 自乳頭垂直向上摸三個肋間隙，前正中線旁開3橫指處即是。
特效按摩 點按本穴至痠脹透熱，對膈肌痙攣功效好，並能化痰順氣，有效改善支氣管炎之症狀。

俞府　止咳良藥

俞，輸注；府，通「腑」。腎之經氣由此輸入內臟，故名。

功效主治 止咳平喘、和胃降逆。主治咳嗽、哮喘、咳痰、胸痛、嘔吐。
腧穴位置 在胸部，鎖骨下緣、前正中線旁開2寸。
快速取穴 在鎖骨下凹陷中、前正中線旁開3橫指處即是。
特效按摩 咳嗽時，按揉本穴5分鐘，以痠脹為度，每日2次，止咳效果佳。

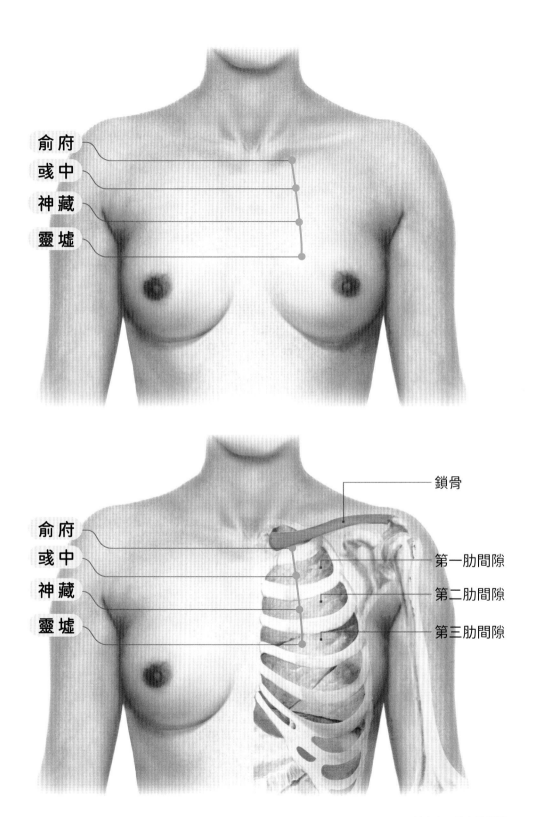

俞府
彧中
神藏
靈墟

俞府
彧中
神藏
靈墟

鎖骨

第一肋間隙

第二肋間隙

第三肋間隙

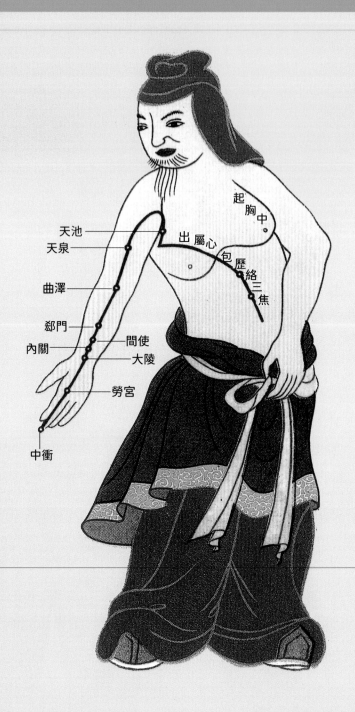

天池
天泉
曲澤
郄門
內關
勞宮
中衝

間使
大陵

起胸中
出屬心包
歷絡三焦

古代經絡圖・手厥陰心包經

中醫看心包絡

心包絡簡稱心包，是心的周邊組織，故有保護心臟，代心受邪的作用。在經絡學說中，手厥陰心包經與手少陽三焦經相為表裡，故心包絡屬於臟。

心包經的主治病症

1 心煩、胸悶、心悸、心痛等心血管系統病症。

2 不寐、癲狂等神經精神系統病症。

3 前臂痛、肘部痛等經脈循行部位的病症。

天池　乳腺增生者的福音

天，天空；池，池塘。穴在乳旁；乳房之泌乳，有如水自天池而出，故名。

功效主治 活血化瘀、寬胸理氣。主治咳嗽、乳腺炎、乳汁少、胸脇脹滿、頸淋巴結核、肋間神經痛。

腧穴位置 在胸部，第四肋間隙、前正中線旁開5寸。

快速取穴 自乳頭沿水平線向外側旁開1橫指處即是。

特效按摩 用食指指腹摩揉本穴3～5分鐘，並圈狀按摩全乳房10圈，可輔助治療乳腺增生。

天泉　心臟活力的動力泵

天，指上部；泉，水湧出處。穴居上臂，上接天池，脈氣下行，淺出如泉，故名。

功效主治 寬胸理氣、活血通脈。主治心痛、咳嗽、胸脇脹滿、臂痛。

腧穴位置 在臂前區，腋前紋頭下2寸，肱二頭肌的長、短頭之間。

快速取穴 腋前紋頭直下3橫指，在肱二頭肌肌腹間隙中即是。

特效按摩 ①點按本穴，以痠脹為度，可有效激發心包經之經氣，增強心臟動力，改善心絞痛、心動過速等。②用拇指指腹輕柔的圈狀按揉天泉10分鐘，可治療咳嗽；若氣喘嚴重，可用拇指向胸骨方向重壓天突，以可接受為度。

曲澤　清熱祛風，緩解蕁麻疹

曲，彎曲；澤，沼澤。穴居肘彎凹陷處，經氣流注至此，猶如水進沼澤，故名。

功效主治 清暑泄熱、和胃降逆、清熱解毒。主治心痛、心悸、熱病、中暑、胃痛、嘔吐、泄瀉、肘臂疼痛、肱骨外上髁炎（網球肘）。

腧穴位置 在肘前區，肘橫紋上、肱二頭肌腱的尺側緣凹陷中。

快速取穴 在肘彎裡可摸到一條大筋，在其內側（尺側）肘彎橫紋上可觸及一凹陷處即是。

特效按摩 ①以拇指向下按壓30秒後放開，重複按壓幾次，可緩解蕁麻疹。②按揉曲澤、天突、魚際各5分鐘，以痠脹為度，每日2次，對支氣管炎有調理作用。

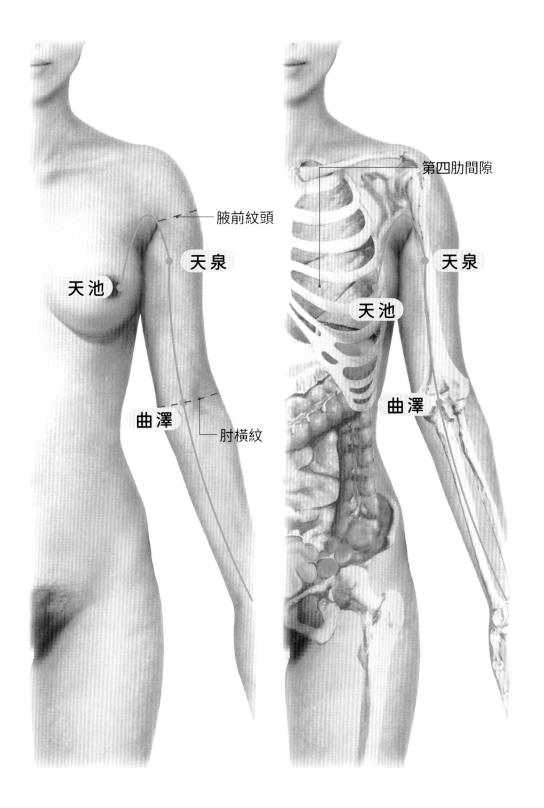

腋前紋頭

天泉

天池

曲澤

肘橫紋

第四肋間隙

天泉

天池

曲澤

郄門　心悸發作之應急要穴 ··

郄，孔隙；門，門戶。穴為手厥陰心包經之郄，為神氣出入之門，故名。

功效主治　寧心安神、清營止血。主治心痛、心悸、疔瘡、癲癇、嘔血、咯血、肌肉拉傷。

腧穴位置　在前臂前區，腕掌側遠端橫紋上5寸、掌長肌腱與橈側腕屈肌腱之間。

快速取穴　握拳，手外展，微屈腕時會顯現兩肌腱，本穴在曲澤與大陵連線中下1寸、兩肌腱之間。

特效按摩　①心悸發作時，按揉郄門5分鐘，以痠脹為度。②嘔血、咳血時，用拍法拍打郄門、孔最、血海，可有效緩解症狀。

間使　呃逆就找它 ···

間，間隙；使，臣使。穴屬心包經，位於兩筋之間隙，心包為臣使之官，故名。

功效主治　寬胸和胃、清心安神、截瘧。主治心痛、心悸、癲癇、熱病、瘧疾、胃痛、嘔吐、肘臂痛、手指麻木。

腧穴位置　在前臂前區，腕掌側遠端橫紋上3寸、掌長肌腱與橈側腕屈肌腱之間。

快速取穴　握拳、手外展、微屈腕時會顯現兩肌腱。本穴在大陵直上3寸，兩肌腱之間。

特效按摩　①點按本穴3～5分鐘，以痠脹為佳，可改善胸脇疼痛，並有效治療呃逆。②冠心病者，日常可用拇指指腹按壓間使、內關各10分鐘，而後用刮痧板刮拭膻中，以出痧為度。

★ 內關　止暈、止吐、止痛都擅長 ···

內，內外之內；關，關隘。穴在前臂內側要處，猶如關隘，故名。

功效主治　寧心安神、和胃降逆、理氣止痛。主治心痛、心悸、胸悶、眩暈、癲癇、失眠、偏頭痛、胃痛、嘔吐、呃逆、肘臂攣痛、暈車、暈船、高血壓。

腧穴位置　在前臂前區，腕掌側遠端橫紋上2寸、掌長肌腱與橈側腕屈肌腱之間。

快速取穴　握拳、手外展、微屈腕時會顯現兩肌腱。本穴在大陵直上2寸（3橫指）、兩肌腱之間、與外關相對處。

特效按摩　①用食指指腹點按本穴3～5分鐘，以痠脹為度，可寧心安神，並能對心胸病症有良好的效果。②因暈車、暈船而想吐，馬上按壓內關、合谷，可立即見效。

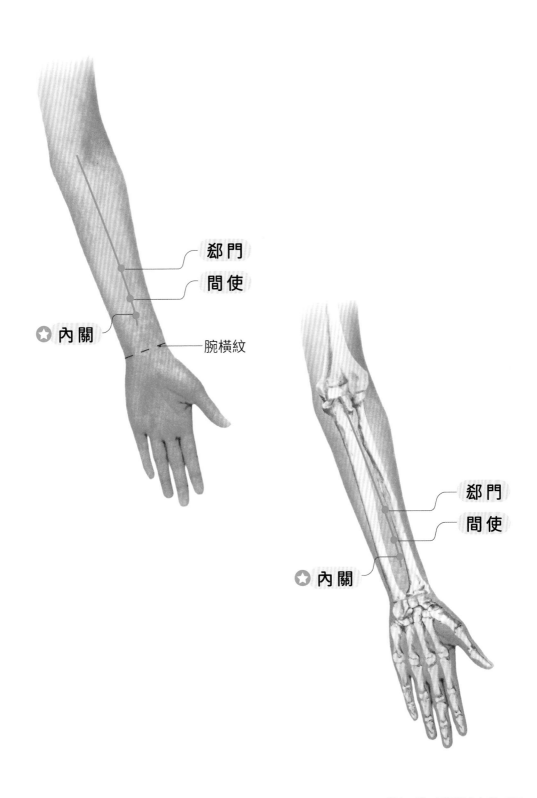

郄門

間使

⭐ 內關

腕橫紋

郄門

間使

⭐ 內關

大陵　與口臭說再見

陵，高處。穴近腕骨（月狀骨）隆起處，故名。

功效主治 寧心安神、和營通絡，寬胸和胃。主治心痛、心悸、癲狂、瘡瘍、胃痛、嘔吐、手腕麻痛、胸脇脹滿、失眠、小兒夜哭。

腧穴位置 在腕前區，腕掌側遠端橫紋中、掌長肌腱與橈側腕屈肌腱之間。

快速取穴 仰掌、微屈腕關節，本穴在掌後第一橫紋的兩肌腱之間，橫平豌豆骨上緣處的神門處。

特效按摩 ①心絞痛發作時，點按大陵至痠脹，可有效緩解疼痛。②堅持按揉大陵，可有效緩解牙腫、口臭。③腕關節疼痛時，可用拇指指腹點按大陵、陽溪、陽谷各5～10分鐘，並小幅度活動腕關節。

★ 勞宮　易疲易倦按勞宮

勞，勞作；宮，中央。穴位所在，正當勞動時手掌握住把柄之處，故名。

功效主治 清心泄熱、開竅醒神、消腫止癢。主治口瘡、口臭、鼻出血、癲癇、中風昏迷、中暑、心痛、嘔吐、腹瀉、腓腸肌痙攣。

腧穴位置 在掌區，橫平第三掌指關節近端，第二、三掌骨之間、偏於第三掌骨。

快速取穴 握拳屈指時，中指尖點到處、第三掌骨橈側處即是。

特效按摩 ①以拇指向下重按本穴，可用於中暑昏迷時的急救。②平時按揉本穴，能有效安神並緩解疲勞，適用於易疲勞乏倦人群。

★ 中衝　中風昏迷重按中衝

中，中指；衝，衝動，湧出。穴居中指端，心包經之井穴，經氣由此湧出，沿經脈上行，故名。

功效主治 蘇厥開竅、清心泄熱。主治中風昏迷、中暑、小兒驚風、熱病、心煩、心痛、胸悶、舌強腫痛。

腧穴位置 在手指，中指末端最高點。

快速取穴 在手指，中指末節橈側、指甲根角側上方0.1寸（指寸）處即是。

特效按摩 中風昏迷重按中衝、水溝、勞宮，直至甦醒即止。

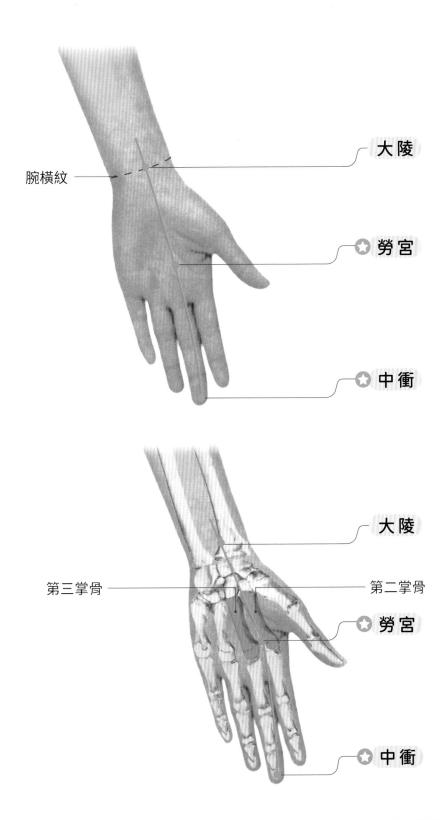

大陵

腕橫紋

⭐ 勞宮

⭐ 中衝

大陵

第三掌骨

第二掌骨

⭐ 勞宮

⭐ 中衝

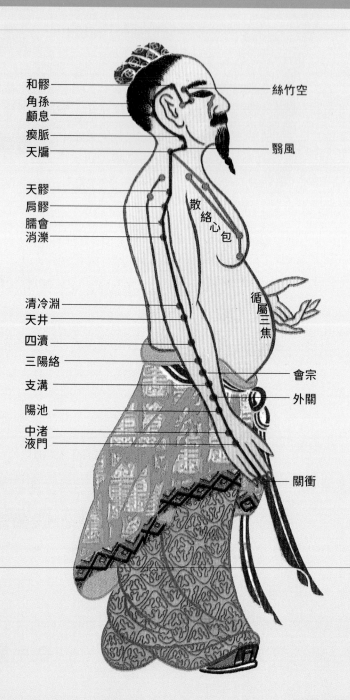

和髎————
角孫————
顱息————
瘈脈————
天牖————

絲竹空————

翳風————

天髎————
肩髎————
臑會————
消濼————

散
絡
心
包

清冷淵————
天井————
四瀆————
三陽絡————
支溝————
陽池————
中渚————
液門————

循
屬
三
焦

會宗————
外關————

關衝————

古代經絡圖・手少陽三焦經

中醫看三焦腑

1 **通行元氣**。元氣，又名原氣，是人體最根本的氣，根源於腎，由先天之精所化，賴後天之精以養，為人體臟腑陰陽之本，生命活動的原動力。元氣通過三焦而輸布到五臟六腑，充沛於全身，以激發、推動各個臟腑組織的功能活動。所以說，三焦是元氣運行的通道。

2 **疏通水道**。三焦能調控體內整個水液代謝過程，在水液代謝過程中起著重要作用。所以說，「三焦者，決瀆之官，水道出焉」（《素問·靈蘭秘典論》）。

3 **運行水穀**。三焦具有運行水穀，協助輸布精微，排泄廢物的作用。

三焦經的主治病症

1 耳聾、耳鳴、耳痛、耳癢、耳流膿等耳部病症。

2 肩部、臂部、肘部疼痛，手小指、無名指疼痛失用等經脈循行部位的病症。

關衝　更年期無煩惱 ···

關，通「彎」，此處代表環指；衝，衝動，湧出。穴居環指之端，三焦經之井穴，經氣沿經脈上行，故名。

功效主治　泄熱開竅、清利喉舌、活血通絡。主治發熱、頭痛、目赤、耳聾、咽喉腫痛。
腧穴位置　在手指，第四末節尺側、指甲根角側上方0.1寸（指寸）。
快速取穴　沿無名指指甲底部與無名指、小指側緣引線的交點處即是。
特效按摩　點按3～5分鐘，以痠脹為度，可有效緩解更年期症候群，如心煩、頭痛等。

液門　頭面病症有奇效 ···

液，水液；門，門戶。此為本經滎穴，屬水，有通調水道之功，猶如水氣出入之門戶，故名。

功效主治　清頭目、利三焦、通絡止痛。主治頭痛、目赤、耳聾、咽腫、瘧疾。
腧穴位置　在手背，第四、五指間，指蹼緣上方、赤白肉際凹陷中。
快速取穴　在手背部第四、五指指縫間掌指關節前，可觸及一凹陷處即是。
特效按摩　①用食指指腹按揉本穴3～5分鐘，以痠脹為度，可利三焦經之經氣，對頭面部病症如頭痛、齒齦炎症有奇效。②局部點按本穴也可減輕此部位之疼痛。

★ 中渚　緩解腕指關節痛 ···

中，中間；渚，水中小洲。穴在五輸流注穴之中間，經氣如水循渚而行，就像河中的小洲。

功效主治　清熱通絡、開竅益聰。主治頭痛、耳鳴、咽喉腫痛、糖尿病、手指屈伸不利。
腧穴位置　在手背，第四、五掌骨間，第四掌指關節近端凹陷中。
快速取穴　在手背部，第四、五指指縫間、掌指關節後，可觸及一凹陷處即是。
特效按摩　按揉本穴5分鐘，以痠脹為度，每日1次，可緩解腕指關節痛。

陽池　驅走手腳冰冷 ···

腕背屬陽，淺凹為「池」，穴在腕背陷中，故名。

功效主治　清熱通絡、通調三焦、益陰增液。主治目赤腫痛、咽喉腫痛、糖尿病、瘧疾。
腧穴位置　在腕後區，腕背側遠端橫紋上、指伸肌腱的尺側緣凹陷中。
快速取穴　沿第四、五掌骨間向上至腕背側、遠端橫紋處的凹陷中，橫平陽溪、陽谷處即是。
特效按摩　①用食指指腹點按本穴3～5分鐘，以痠脹為佳，可有效緩解前臂疼痛。
　　　　　　　②平時堅持按摩本穴，有通絡之效，對手腳容易冰冷的人有很好的改善效果。

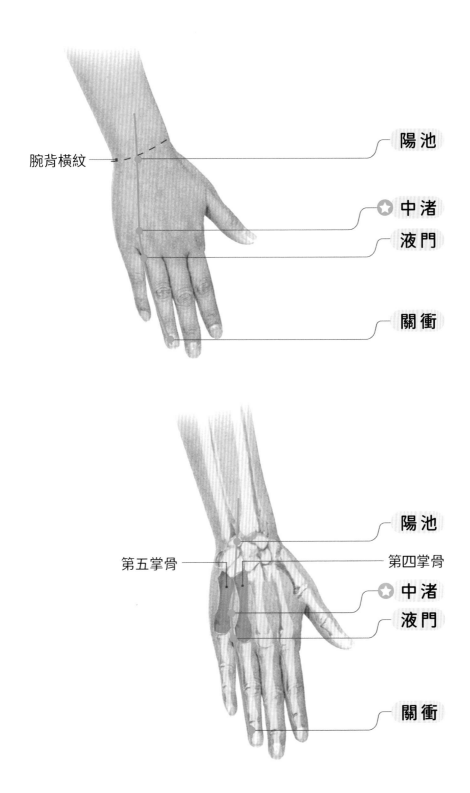

腕背橫紋 —

陽池

⭐ 中渚

液門

關衝

第五掌骨 —

陽池

第四掌骨

⭐ 中渚

液門

關衝

⭐ 外關　治風溼解腰痛

外，內外的外；關，關隘。穴在前臂外側要處猶如關隘，故名。

功效主治 清熱解表、通經活絡。主治頭痛、目赤腫痛、耳鳴、耳聾、胸脇痛、暈車。

腧穴位置 在前臂後區，腕背側遠端橫紋上2寸、尺骨與橈骨間隙中點。

快速取穴 從掌腕背橫紋中點直上3橫指，在前臂兩骨之間的凹陷處即是。

特效按摩 ①用食指指腹點按本穴3～5分鐘，以痠脹為度，可清熱解表，治療感冒等外感病症。②長期堅持按摩本穴也可緩解腰痛，輔助治療風溼類疾病。

⭐ 支溝　排毒大穴

支，指上肢；溝，指前臂伸肌橈側凹陷處。穴居其中，故名。

功效主治 清利三焦、通腑降逆。主治便祕、脇肋痛、落枕、耳鳴、耳聾、咽喉腫痛。

腧穴位置 在前臂後區，腕背側遠端橫紋上3寸、尺骨與橈骨間隙中點。

快速取穴 從掌腕背橫紋中點處直上4橫指，在前臂兩骨之間的凹陷處即是。

特效按摩 點按本穴，以痠脹為度，能清利三焦、通腑降逆，對便祕有很好的療效。

會宗　善治耳鳴

會，會合；宗，集聚。本穴為本經郄穴，是經氣會聚之處，故名。

功效主治 清利三焦、安神定志、疏通經絡。主治耳鳴、癲癇、上肢痺痛、視力下降。

腧穴位置 在前臂後區，腕背側遠端橫紋上3寸、尺骨的橈側緣。

快速取穴 從腕背橫紋向上4橫指，在尺骨的橈側緣處即是。

特效按摩 用食指指腹點按本穴3～5分鐘，每日3～5次，可改善耳鳴。

三陽絡　頸部僵硬的特效穴

手部三條陽經在此相聯絡，故名。

功效主治 舒筋通絡、開竅鎮痛。主治耳聾、急性喉炎、牙痛、上肢痺痛、頭痛。

腧穴位置 在前臂後區，腕背側遠端橫紋上4寸、尺骨與橈骨間隙中點。

快速取穴 從支溝直上1橫指，在前臂兩骨頭之間，可觸及一凹陷處即是。

特效按摩 ①點按本穴，以痠脹為度，每日1次，對手臂疼痛療效佳。②以拇指向下按壓30秒左右放開，或握空拳輕輕敲打數分鐘，可緩解頸部僵硬。

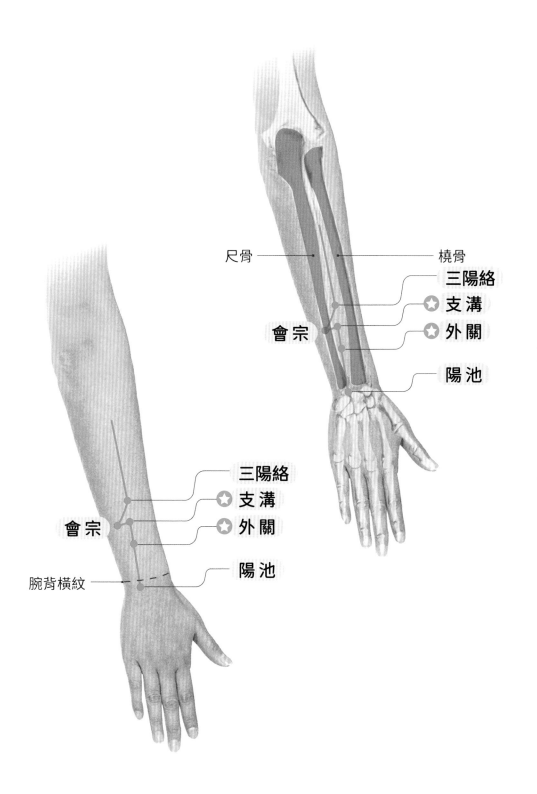

尺骨

橈骨

三陽絡

支溝

外關

會宗

陽池

三陽絡

支溝

外關

會宗

陽池

腕背橫紋

四瀆　治療咽喉腫痛

四，數量詞；瀆，小溝渠也。穴名意指三焦經氣血在此冷降為地部經水。

功效主治 開竅聰耳、清利咽喉。主治耳聾、急性喉炎、牙痛、咽喉腫痛、偏頭痛、上肢痹痛、偏頭痛。

腧穴位置 在前臂後區，肘尖下5寸、尺骨與橈骨間隙中點。

快速取穴 外關上5寸、尺骨與橈骨之間即是。

特效按摩 ①按揉本穴，以痠脹為度，可緩解咽喉腫痛。②聲音嘶啞或失音時，用食指指腹圈狀按揉四瀆10分鐘，金津、玉液點刺放血（須由醫師操作）。

天井　預防淋巴結核

天，天空，喻上為天；井，水井。穴在上肢鷹嘴窩，其陷如井，故名。

功效主治 行氣通絡、散結安神。主治耳聾、偏頭痛、癲癇、淋巴結核、肘臂痛、膈肌痙攣。

腧穴位置 在肘後區，肘尖上1寸凹陷中。

快速取穴 屈肘90°時，鷹嘴窩中即是。

特效按摩 ①按揉本穴，以痠脹為度，每日1次，可以預防淋巴結核。②肘臂疼痛時，以掌根輕揉整個肘關節，重按天井，以局部有溫熱感為度，之後可小幅度搖肘關節，切記不可用力過猛。

清冷淵　上肢病症就揉它

清，清靜也。冷，寒冷也。淵，深淵也。穴名意指三焦經經氣散熱冷降後流注於此，似水注入深淵。

功效主治 溫經散寒、清三焦熱。主治頭痛、目痛、脇痛、肩臂痛、耳鳴。

腧穴位置 在臂後區，肘尖與肩峰角連線上、肘尖上2寸。

快速取穴 伸肘、肘尖上3橫指處即是。

特效按摩 點按本穴3～5分鐘，以痠脹為度，可緩解上肢痿、痹、癱、痛。

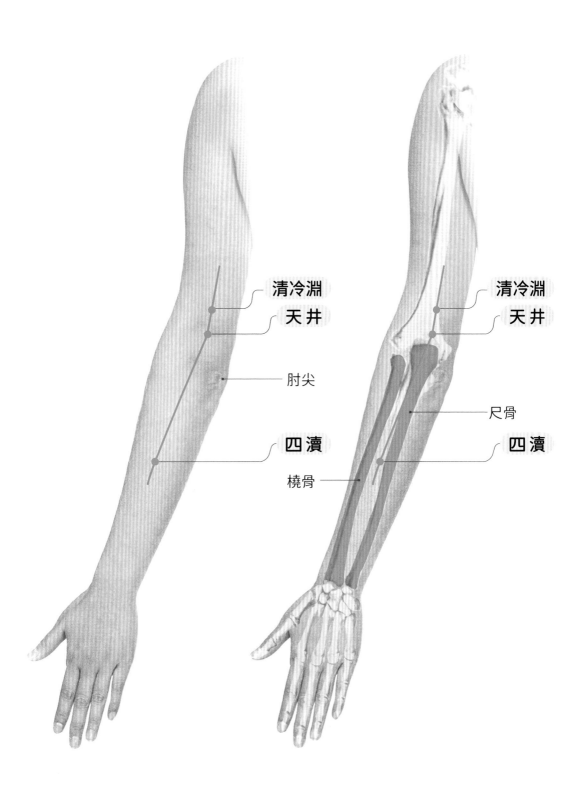

清冷淵

天井

肘尖

四瀆

橈骨

清冷淵

天井

尺骨

四瀆

消濼　疼痛諸症皆尋它 ....

消，溶解、消耗也；濼，湖泊名。意指三焦經經氣在此冷降為地部經水，似水流入於湖泊之中。

功效主治 活絡止痛、清熱安神。主治頭痛、項強、牙痛、肩臂痛。

腧穴位置 在臂後區，肘尖與肩峰角連線上、肘尖上5寸。

快速取穴 臑會與清冷淵連線的中點處即是。

特效按摩 點按本穴3～5分鐘，以痠脹為度，可有效緩解肩臂痛、上肢不遂、肩周炎發作時之疼痛。

⭐ 臑會　專治肩膀痛 ....

臑，指上臂；會，會合。以穴居「臂臑」和「臑俞」兩穴之間，故名。

功效主治 化痰散結、通絡止痛。主治甲狀腺腫大、頸淋巴結核、上肢痿痹、肩關節痛。

腧穴位置 在臂後區，肩峰角下3寸、三角肌的後下緣。

快速取穴 三角肌後下緣與肱骨的交點處即是。

特效按摩 用食指指腹點按本穴3～5分鐘，可通絡止痛，尤其對肩周病症效果奇佳。

⭐ 肩髎　治療肩痛手不舉 ....

肩，肩部；髎，孔穴。穴在肩部骨隙中，故名。

功效主治 祛風溼、通經絡。主治肩臂攣痛不遂、上肢麻木。

腧穴位置 在三角肌區，肩峰角與肱骨大結節、兩骨間凹陷中。

快速取穴 屈臂外展時，肩峰外側緣前後端呈現兩個凹陷，前一較深凹陷處即為肩髎。

特效按摩 用食指指腹點按本穴3～5分鐘，以痠脹透熱為效佳，可輔助治療肩膀疼痛、肩關節活動不利等。

天髎　治療頸項強痛 ....

天，上部；髎，骨間凹陷處。穴在肩胛岡上角之凹陷中，故名。

功效主治 祛風除溼、通經止痛。主治肩臂痛、頸項強痛、偏頭痛。

腧穴位置 在肩胛區，肩胛骨上角、骨際凹陷中。

快速取穴 正坐垂肩，肩井與曲垣連線的中點處即是。

特效按摩 點按本穴至痠脹透熱感為度，可輔助治療頸椎病、岡上肌肌腱炎，並能緩解肩背部之疼痛。

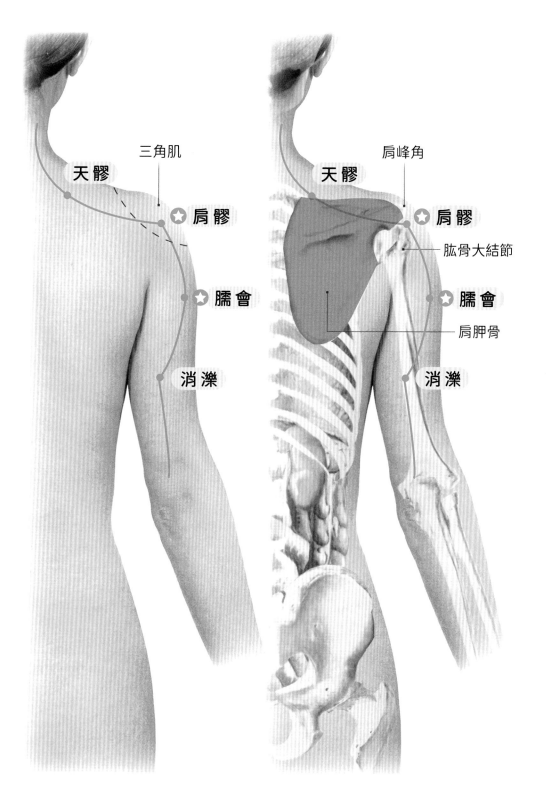

三角肌

天髎

★ 肩髎

★ 臑會

消濼

肩峰角

天髎

★ 肩髎

肱骨大結節

★ 臑會

肩胛骨

消濼

天牖　緩解頸肩痠痛

天，天部也，陽氣也；牖，窗戶也。本穴如同三焦經氣血上行天部的窗戶，故名。

功效主治 清熱明目、通經活絡。主治頭痛、項強、頭暈、目痛、耳聾、頸淋巴結核。

腧穴位置 在頸部，橫平下頜角、胸鎖乳突肌的後緣凹陷中。

快速取穴 正坐垂肩，肩井與曲垣連線的中點處即是。

特效按摩 點按天牖、天髎各5分鐘，以痠脹為度，每日1次，可緩解頸肩痠痛。

⭐ 翳風　主治頭面病症

翳，遮蔽；風，風邪。穴在耳垂後方，為遮蔽風邪之處，故名。

功效主治 聰耳通竅、散內泄熱。主治耳鳴、耳聾、耳道流膿、口眼歪斜、牙關緊閉、牙痛、呃逆、頸淋巴結核、頰腫、三叉神經痛、暈車、暈船。

腧穴位置 在頸部，耳垂後方、乳突下端前方凹陷中。

快速取穴 將耳垂向後按於頭側部，耳垂的邊緣處即是。

特效按摩 用食指指腹點按本穴5分鐘，以痠脹為度，每日2次，可改善耳鳴、耳聾。

瘈脈　緩解偏頭痛

瘈，抽搐；脈，絡脈。穴在耳後絡脈處，又主小兒驚癇抽搐諸症，故名。

功效主治 息風解痙、活絡通竅。主治耳鳴、耳聾、小兒驚風、頭痛。

腧穴位置 在頭部，乳突中央、角孫至翳風沿耳輪弧形連線的上2/3與下1/3的交點處。

快速取穴 正坐或側伏位，耳後髮際與外耳道口平齊處即是。

特效按摩 偏頭痛發作時，可用五指指尖或指甲點按本穴，以痠脹為佳，可有效緩解疼痛。

顱息　善治頭痛、耳鳴

顱，頭顱；息，安寧。穴在頭顱部，可安腦寧神，故名。

功效主治 通竅聰耳、泄熱鎮驚。主治小兒驚風、頭痛、耳鳴、耳聾。

腧穴位置 在頭部，角孫與翳風沿耳輪弧形連線的上1/3與下2/3的交點處。

快速取穴 耳後，乳突的前上緣處即是。

特效按摩 ①按揉本穴3～5分鐘，可通竅泄熱，改善頭面部病症，如耳鳴、耳聾、頭痛。②本穴也能鎮驚，小兒驚風發作時，點按顱息5分鐘，可緩解症狀。

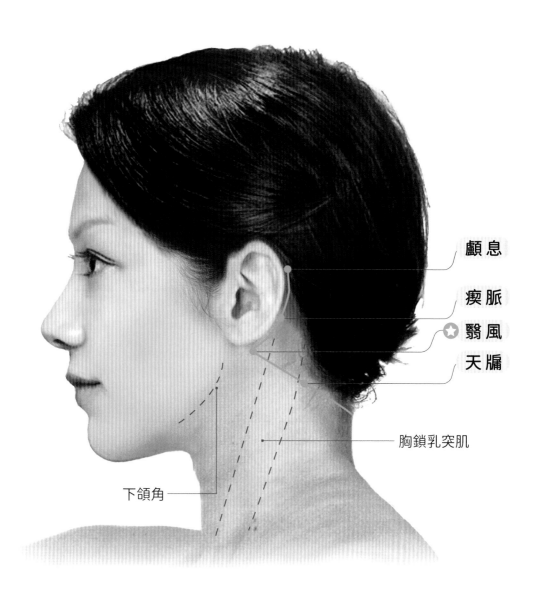

顱息

瘈脈

⭐ 翳風

天牖

胸鎖乳突肌

下頜角

⭐ 角孫　護眼衛士

角，耳上角；孫，孫絡。穴在耳上角對應處，布有孫絡，故名。

功效主治　清熱消腫、散風止痛。主治目翳、牙痛、急性腮腺炎、偏頭痛、項強。

腧穴位置　在頭部，耳尖正對髮際處。

快速取穴　將耳翼向前方折曲，當耳翼尖所指之髮際、張口時有一凹陷處即是。

特效按摩　用食指指腹點按本穴5分鐘至痠脹透熱為佳，有護眼之效。

耳門　護耳有高招

穴當耳前，猶如門戶，故名。

功效主治　開竅聰耳、泄熱活絡。主治耳鳴、耳部疼痛、耳聾、耳道流膿、牙痛、三叉神經痛。

腧穴位置　在耳區，耳屏上切跡與下頜骨髁突之間的凹陷中。

快速取穴　微張口，耳屏上切跡前的凹陷中、聽宮直上處即是。

特效按摩　點按本穴5分鐘，以痠脹為度，每日2次，可以輔助治療耳鳴、耳聾。

耳和髎　五官病症效果佳

和，調和；髎，骨隙。耳和則能聽音，隙在耳前、骨後凹陷中，故名。

功效主治　祛風通絡、解痙止痛。主治頭痛、耳鳴、牙關緊閉、口歪。

腧穴位置　在頭部，鬢髮後緣、耳廓根的前方、顳淺動脈的後緣。

快速取穴　在頭部，鬢髮後緣做垂線，耳廓根部作水平線，二者交點處即是。

特效按摩　①用食指指腹點按本穴5分鐘，以局部透熱為度，可有效改善耳鳴、偏頭痛。②在臨床上還可輔助治療面癱。

⭐ 絲竹空　頭痛、頭暈都點它

絲竹，細竹，形容眉毛；空，孔穴。穴在眉梢之旁的孔穴處，故名。

功效主治　疏風、明目。主治目赤腫痛、眼瞼痙攣、目眩、頭痛、癲癇、顏面神經痙攣。

腧穴位置　面部，眉梢凹陷中。

快速取穴　眉梢處，可觸及一凹陷處即是。

特效按摩　①用食指指腹點揉本穴，可緩解頭痛、目赤腫痛、牙痛。②臨床上，可輔助治療面癱。

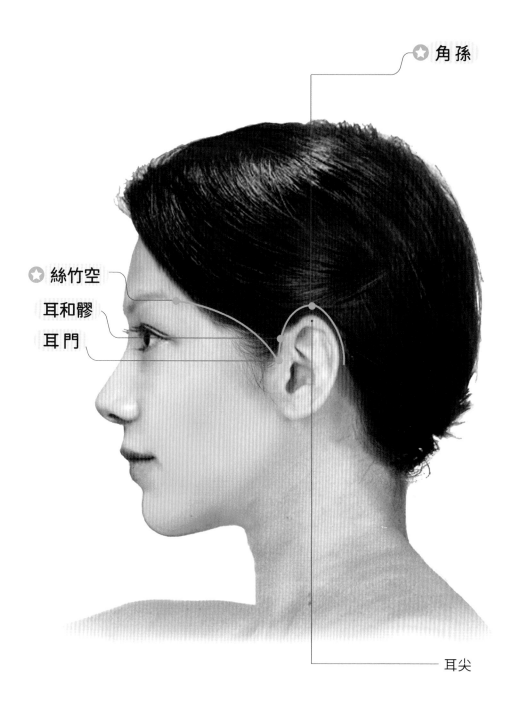

☆ 角孫

☆ 絲竹空

耳和髎

耳門

耳尖

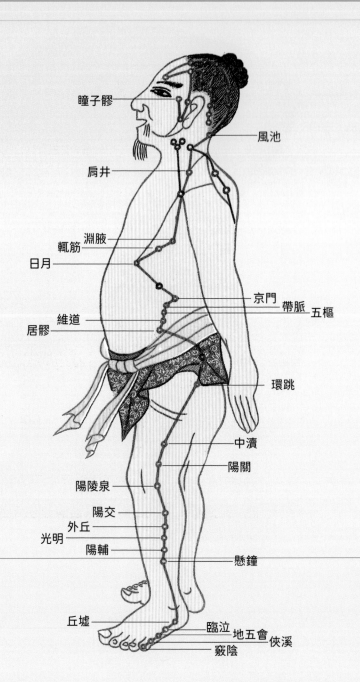

瞳子髎

風池

肩井

淵腋

輒筋

日月

京門　帶脈　五樞

維道

居髎

環跳

中瀆

陽關

陽陵泉

陽交

外丘

光明

陽輔

懸鐘

丘墟

臨泣　地五會　俠溪

竅陰

古代經絡圖‧足少陽膽經

中醫看膽腑

1. **貯藏和排泄膽汁**。膽汁是由肝臟形成和分泌出來並貯藏於膽腑,再通過肝的疏泄作用,使之排泄,注入腸中,以促進飲食物的消化。

2. **主決斷**。《素問・靈蘭秘典論》:「膽者,中正之官,決斷出焉。」中醫認為,膽在精神意識思維活動過程中,具有判斷事物、作出決定的作用。

膽經的主治病症

1. 頭痛、耳鳴、耳聾、咽喉腫痛、眼瞼瞤*動、鼻塞等五官病症。

   ★瞤:眼球跳動。

2. 眩暈、小兒驚癇、中風昏迷等神經精神系統病症。

3. 頸項強痛、胸脇痛、下肢痿痹等經脈循行部位的病症。

瞳子髎　目赤眼花的特效穴 ....

瞳子，即瞳孔；髎，骨隙。穴在外眼角外方骨隙中，橫對瞳孔，故名。

功效主治　祛風、泄熱、明目。主治目赤腫痛、目翳、青光眼、口眼歪斜、頭痛。
腧穴位置　在面部，目外眥外側0.5寸凹陷中。
快速取穴　目外眥旁、外眼角紋頭盡處即是。
特效按摩　①點按本穴3～5分鐘，以痠脹透熱為度，可預防小兒假性近視。
　　　　　②臨床上配合本穴按摩，可治療顏面神經麻痺。

★ 聽會　幫助改善耳鳴、耳聾 ....

穴在耳前陷中，當經氣會聚之處；耳主聽，故名。

功效主治　開竅聰耳、通經活絡。主治耳鳴、耳聾、耳道流膿、牙痛、口眼歪斜、面痛。
腧穴位置　在面部，耳屏間切跡與下頜骨髁突之間的凹陷中。
快速取穴　張口，耳屏間切跡前方的凹陷中、聽宮直下處即是。
特效按摩　點按本穴，每次5分鐘，以痠脹為度，每日2次，可治療突發性耳聾。

★ 上關　預防視力下降 ....

位於耳前顴弓上緣正中，當牙關上方，與下關相對，故名。

功效主治　聰耳鎮痙、散風活絡。主治耳鳴、耳聾、耳道流膿、偏頭痛、口眼歪斜、口噤、
　　　　　牙痛、面痛、癲癇。
腧穴位置　在面部，顴弓上緣中央凹陷中。
快速取穴　在耳屏前2橫指、耳前顴骨弓上側，可觸及一凹陷處即是。
特效按摩　用食指指腹點按本穴3～5分鐘，每日1次，可有效預防視力下降。

頷厭　五官疾病無須煩惱 ....

頷，下頜；厭，順從。穴在顳顬部，隨咀嚼順從下頜運動，故名。

功效主治　清熱散風、通絡止痛。主治偏頭痛、眩暈、癲癇、牙痛、耳鳴、口眼歪斜。
腧穴位置　在頭部，從頭維至曲鬢的弧形連線（其弧度與鬢髮弧度相應）的上1/4與下
　　　　　3/4交點處。
快速取穴　側坐，頭維與懸顱連線上1/4處即是。
特效按摩　點按本穴至痠脹感為佳，可防治眩暈、偏頭痛、耳鳴等。

懸顱　通絡消腫止牙痛

穴居顱部，高懸於額顱兩側，故名。

功效主治　通絡消腫、清熱散風。主治偏頭痛、目赤腫痛、牙痛、面腫、鼻流涕、鼻出血。

在頭部，從頭維至曲鬢的弧形連線（其弧度與鬢髮弧度相應）的中點處。

腧穴位置　側坐，頭維與懸顱連線的中點處即是。

快速取穴　用食指指腹點按本穴3～5分鐘，每日1次，可以改善熱病之頭痛、牙痛。
特效按摩

懸釐　終結偏頭痛

懸，懸垂；釐，同「毛」，指頭髮。穴在顱顳部，位於懸垂的長髮之中，故名。

功效主治　通絡解表、清熱散風。主治偏頭痛、目赤腫痛、耳鳴、牙痛、面痛、發熱。

腧穴位置　在頭部，從頭維至曲鬢的弧形連線（其弧度與鬢髮弧度相應）的上3/4與下
1/4交點處。

快速取穴　側坐，頭維和曲鬢連線下1/4處即是。

特效按摩　點按本穴5～10分鐘，以出現痠脹感為效佳，可有效緩解偏頭痛。

曲鬢　牙痛頰腫就找它

曲，彎曲；鬢，鬢髮。穴位耳前上方，鄰近向後彎曲走行之鬢髮處，故名。

功效主治　清熱止痛、活絡通竅。主治偏頭痛、目赤腫痛、急性喉炎、牙關緊閉、眼
疲勞。

腧穴位置　在頭部，耳前鬢角髮際後緣與耳尖水平線的交點處。

快速取穴　角孫前1橫指處即是。

特效按摩　點揉本穴5～10分鐘，以痠脹感出現為佳，可改善牙痛頰腫之症狀。

⭐ 率谷　平肝息風治頭痛

率，循也。意指循髮際向上按壓，穴處凹陷如山谷，故名。

功效主治　平肝息風、通經活絡。主治偏正頭痛、眩暈、耳鳴、小兒急慢驚風、食慾不振。

腧穴位置　在頭部，耳尖直上入髮際1.5寸。

快速取穴　角孫直上，入髮際1.5寸。咀嚼時，以手按之有肌肉鼓動處即是。

特效按摩　點按本穴5～20分鐘，每日1次，可緩解偏頭痛、頂骨部疼痛。

天衝　牙齦腫痛找天衝

天，此指頭部；衝，衝出。穴在頭部兩側，本經氣血在本穴衝向巔頂，故名。

功效主治 袪風定驚、清熱消腫。主治頭痛、耳鳴、耳聾、牙齦腫痛、癲癇。
腧穴位置 在頭部，耳根後緣直上，入髮際2寸。
快速取穴 從耳根後緣直上，入髮際3橫指處即是。
特效按摩 點按天衝、目窗、風池各5～10分鐘，以局部溫熱為度，每日1次，可緩解牙齦腫痛。

浮白　專治頭髮白

浮，指上部；白，指明亮。穴居處骨面高突顯現，故名。

功效主治 散風止痛、理氣散結。主治頭痛、耳鳴、耳聾、目痛、甲狀腺腫大、牙痛。
腧穴位置 在頭部，耳後乳突的後上方，從天衝至完骨的弧形連線（其弧度與耳廓弧度相應）的上1/3與下2/3交點處。
快速取穴 側頭部，耳尖後方入髮際1寸處即是。
特效按摩 平時揉搓本穴200次，每日1～2次，以痠脹透熱為度，可以防止白頭發生長。

頭竅陰　開竅聰耳點按它

竅，指五官七竅，穴在其後方，所以稱陰，故名。

功效主治 平肝鎮痛、開竅聰耳。主治耳鳴、耳聾、頭痛、眩暈、頸項強痛、暈車、暈船。
腧穴位置 在頭部，耳後乳突的後上方，從天衝至完骨的弧形連線（其弧度與耳廓弧度相應）的上2/3與下1/3交點處。
快速取穴 浮白直下，乳突根部即是。
特效按摩 點按本穴5～10分鐘，以痠脹為度。每日1次，可改善頭痛、神經性耳鳴等。

完骨　常揉能改善貧血

完骨，耳後高骨，即顳骨乳突。穴在其後下方凹陷中，故名。

功效主治 通絡寧神、袪風清熱。主治頭痛、頸項強痛、失眠、牙痛、口眼歪斜、貧血。
腧穴位置 在頭部，耳後乳突的後下方凹陷中。
快速取穴 在耳後高骨（乳突）後下方，可觸及一凹陷處即是。
特效按摩 ①用食指指腹點按本穴5～20分鐘，可有效緩解頭痛。②臨床上，常配合按摩本穴治療顏面神經麻痹。

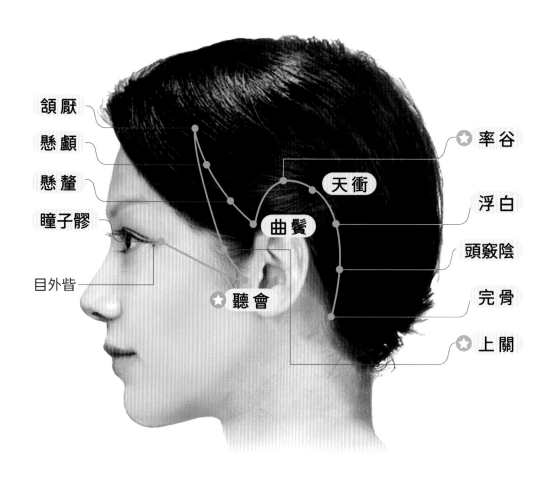

頷厭

懸顱

懸釐

瞳子膠

目外眥

☆率谷

天衝

浮白

曲鬢

頭竅陰

完骨

☆聽會

☆上關

⭐ 本神　頭痛、目眩就按它 ···

本，根本；神，神志。穴在神庭旁，內為腦之所在，腦為元神之府，為人之根本，故名。

功效主治　祛風定驚、安神止痛。主治頭痛、眩暈、癲癇、小兒驚風、中風昏迷、發熱。
腧穴位置　在頭部，前髮際上0.5寸、頭正中線旁開3寸。
快速取穴　從外眼角直上入髮際半橫指、按壓有痠痛感處即是。
特效按摩　用食指指腹點按本穴10分鐘，以痠脹透熱為佳，可改善神經性頭痛、失眠等。

陽白　淡化抬頭紋

陽，陰陽之陽；白，光明。頭為陽，穴在頭面部，有明目之功，故名。

功效主治　清頭明目、祛風泄熱。主治頭痛、眩暈、視物模糊、目痛、眼瞼下垂、面癱。
腧穴位置　在頭部，眉上1寸、瞳孔直上。
快速取穴　自眉中（正對瞳孔）直上、拇指1橫指處即是。
特效按摩　①用食指指腹點按本穴3～5分鐘，以痠脹透熱為度，可有效緩解目赤腫痛、
　　　　　視物模糊。②配合顴髎、頰車、地倉、合谷，可治療顏面神經麻痹。

⭐ 頭臨泣　頭痛、鼻塞及時解 ···

頭，頭部；臨，調治；泣，流淚。穴在頭部，可調治流淚等，故名。

功效主治　明目、祛風、清神。主治頭痛、目眩、鼻塞、小兒驚風、癲癇。
腧穴位置　在頭部，前髮際上0.5寸、瞳孔直上。
快速取穴　自眉中（正對瞳孔）直上、入前髮際拇指半橫指處即是。
特效按摩　用食指指腹點按本穴3～5分鐘，可緩解頭痛、鼻塞。

目窗　「擦」亮你的眼睛 ···

目，眼睛；窗，窗戶。穴在眼的上方，猶如眼目之窗，故名。

功效主治　明目開竅、祛風定驚。主治目赤腫痛、青光眼、視物模糊、近視眼、鼻塞、
　　　　　頭痛、眩暈、小兒驚癇。
腧穴位置　在頭部，前髮際上1.5寸、瞳孔直上。
快速取穴　自眉中（正對瞳孔）直上入髮際2橫指、按壓有痠脹感處即是。
特效按摩　①頭痛、眩暈時，點按目窗5分鐘，以痠脹為度，每日1～2次。
　　　　　②平時堅持點按本穴，可以預防視力減退。

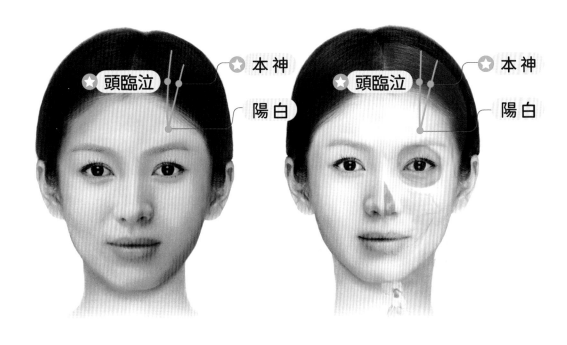

本神
頭臨泣
陽白

本神
頭臨泣
陽白

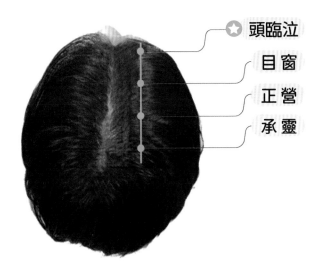

頭臨泣
目窗
正營
承靈

正營　專治頭暈、頭痛

正，正頂之上；營，營結也。穴居正頂之上，為足少陽、陽維兩脈之氣所營結之處，故名。

功效主治 平肝明目、疏風止痛。主治頭痛、眩暈、項強、牙痛、唇周肌肉強直。
腧穴位置 在頭部，前髮際上2.5寸、瞳孔直上。
快速取穴 頭臨泣直上2寸處即是。
特效按摩 頭暈、頭痛發作時，點按本穴5分鐘，以痠脹為度。

承靈　面部痙攣按按它

承，承受也；靈，神靈也。腦主神靈，腦上頂骨又稱「天靈骨」，穴在其外下方，故名。

功效主治 疏風清熱、通利鼻竅。主治頭痛、眩暈、目痛、鼻塞、發熱、面肌痙攣。
腧穴位置 在頭部，前髮際上4寸、瞳孔直上。
快速取穴 正營後1.5寸、橫平通天處即是。
特效按摩 面肌痙攣時，按揉承靈、陽白、魚腰、絲竹空、顴髎、地倉各5分鐘，
以痠脹為度，每日2次，可緩解痙攣。

腦空　後腦疼痛不要怕

腦，腦髓；空，空竅。穴在枕骨外側，內通腦竅，故名。

功效主治 醒腦寧神、散風清熱。主治頭痛、目眩、頸項強痛、癲癇、驚悸、耳鳴。
腧穴位置 在頭部，橫平枕外隆凸的上緣、風池直上。
快速取穴 從頭正中線沿枕外隆凸上緣向外3橫指，稍外方可觸及一凹陷處即是。
特效按摩 點按腦空5分鐘，以痠脹為度，每日1次，可緩解感冒、後腦疼痛。

⭐ 風池　疏風散寒治感冒

穴在項側，凹陷如「池」，為風邪易侵之處，也是治療風證之要穴，故名。

功效主治 平肝息風、祛風解毒、通利官竅。主治頭痛、眩暈、失眠、癲癇、中風、目
赤腫痛、視物不明、鼻塞、耳鳴、咽喉腫痛、感冒、頸項強痛、落枕、頸椎病。
腧穴位置 在頸後區，枕骨之下、胸鎖乳突肌上端與斜方肌上端之間的凹陷中。
快速取穴 在後頭骨下、兩條大筋外緣陷窩中，大致與耳垂齊平處即是。
特效按摩 點按本穴3～5分鐘，以痠脹透熱為度，可疏散風寒，緩解風寒感冒。

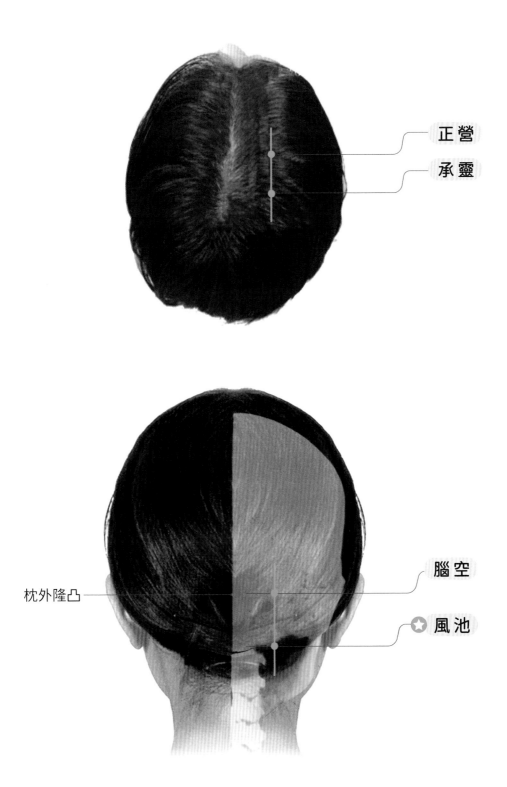

正營

承靈

腦空

枕外隆凸

⭐ 風池

⭐ 肩井　治療落枕與肩痛

肩，肩部；井，凹陷。本穴位於肩部之凹陷，凹陷較深，猶如深井，故名。

功效主治 祛風清熱、活絡消腫。主治頭痛、眩暈、頸項強痛、肩背疼痛、上肢不遂、頸淋巴結核、乳腺炎、乳汁少、難產、胞衣不下、肥胖。

腧穴位置 在肩胛區，第七頸椎棘突與肩峰最外側點連線的中點。

快速取穴 大椎與肩峰最高點連線的中點，按壓有明顯痠脹感處即是。

特效按摩 點按本穴以痠脹為度，可有效治療落枕，緩解肩背疼痛，也可輔助治療乳腺炎。

淵腋　腋下汗多不用愁

淵，深潭；腋，腋部。腋深如淵，穴處腋下，故名。

功效主治 理氣寬胸、消腫止痛。主治胸滿、脇痛、上肢痺痛、咳嗽。

腧穴位置 在胸外側區，第四肋間隙中、腋中線上。

快速取穴 沿腋中線直下4橫指、按壓有痠脹感處即是。

特效按摩 按揉本穴3～5分鐘，以痠脹為度，每日1～2次，可緩解胸脇痛。

輒筋　理氣止痛的好助手

輒，原指車廂兩旁靠板，有兩旁的意思。穴在兩脇旁筋骨之間，故名。

功效主治 降逆平喘、理氣止痛。主治胸滿、脇痛、腋腫、嘔吐、吞酸（胃酸上逆）、咳喘、氣短。

腧穴位置 在胸外側區，第四肋間隙中、腋中線前1寸。

快速取穴 從淵腋向前下1橫指、與乳頭相平處即是。

特效按摩 以手指指腹或指間關節向下按壓，並作圈狀按摩，每日1～2次，可緩解胸脇痛。

日月　肝膽疾病的要穴

日，太陽；月，月亮。日為陽，指膽；月為陰，指肝。此為治肝膽疾病的要穴，故名。

功效主治 利膽疏肝、降逆和胃。主治黃疸、嘔吐、呃逆、胃脘痛、脇肋脹痛、膈肌痙攣。

腧穴位置 在胸部，第七肋間隙中、前正中線旁開4寸。

快速取穴 乳頭直下、期門下1肋處即是。

特效按摩 用食指指腹點按本穴3～5分鐘，每日2次，可輔助治療膽囊炎、肋間神經痛。

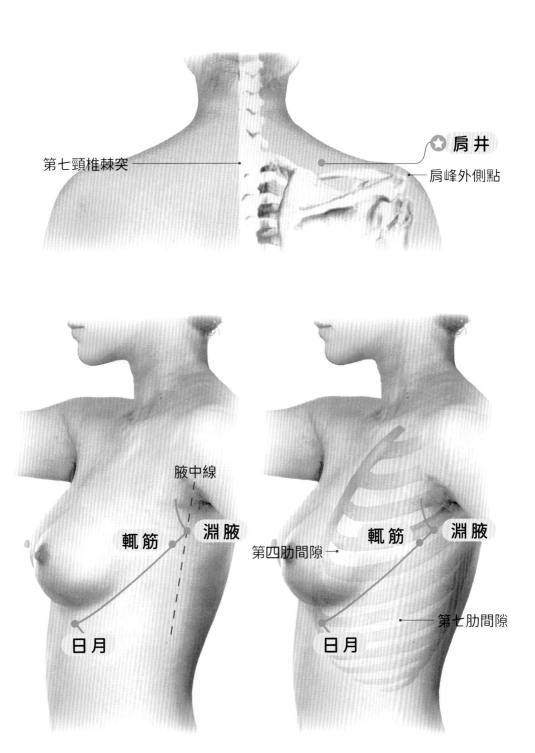

第七頸椎棘突

★ 肩井

肩峰外側點

腋中線

輒筋

淵腋

日月

第四肋間隙

輒筋

淵腋

日月

第七肋間隙

京門　補腎之大穴

京，京都，意指重要；門，門戶。本穴為腎之募穴，是腎臟經氣結聚之處，腎為先天之本，本穴猶如腎之門戶，故名。

功效主治 脾通淋、溫陽益腎。主治小便不利、泄瀉、胃痙攣、嘔吐、腰痛、耳聾。

腧穴位置 在上腹部，第十二肋骨遊離端的下際。

快速取穴 側臥舉臂，從腋後線的肋弓軟骨緣下方、向後觸及第十二肋骨游離端下方即是。

特效按摩 ①肋間神經痛發作時，可點按本穴5分鐘，有痠脹感為效佳，可緩解疼痛。②平時堅持點按本穴，有溫陽益腎之功效，是為補腎之大穴。

★ 帶脈　婦科疾病患者的福音

帶，腰帶；脈，經脈。穴屬膽經，交會在帶脈之，故名。

功效主治 健脾利溼、調經止帶。主治帶下、月經不調、子宮脫垂、陰道脫垂、經閉、不孕。

腧穴位置 在側腹部，第十一肋骨遊離端垂線與臍水平線的交點上。

快速取穴 腋中線上與通過臍中的水平線相交處即是。

特效按摩 平常點按本穴，每次3～5分鐘，每日3次，可有效防止婦科疾病，如骨盆腔炎等。

五樞　調理婦科疾病

穴居天樞與脾樞之間，側腹部五穴（京門、帶脈、五樞、維道、居髎）之中，故名。

功效主治 調經止帶、調理下焦。主治腹痛、便祕、帶下、月經不調、疝氣。

腧穴位置 在下腹部，橫平臍下3寸，髂前上棘內側。

快速取穴 從臍向下量4橫指，過此作一水平線，髂前上棘的前方和此線相交處即是。

特效按摩 ①按揉本穴5分鐘，以痠脹為度。每日2次，可緩解腰部疼痛。②長期堅持按摩本穴，能調經止帶，有效調理婦科疾病。

維道　消除小腹疼痛

維，連接也；道，路也。穴屬膽經，為帶脈之會所，故名。

功效主治 調理衝任。主治小腹痛、便祕、子宮脫垂、帶下、月經不調、食慾不振。

腧穴位置 在下腹部，髂前上棘內下0.5寸。

快速取穴 五樞內下0.5寸處即是。

特效按摩 按揉本穴3～5分鐘，以痠脹為度，每日1～2次，可緩解小腹痛。

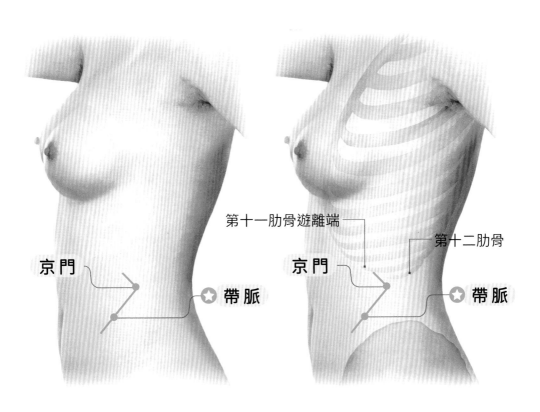

京門

帶脈

第十一肋骨遊離端

第十二肋骨

京門

帶脈

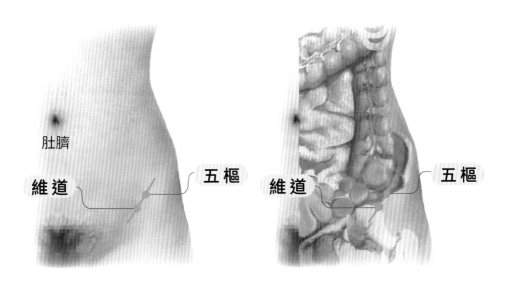

肚臍

維道

五樞

維道

五樞

居 髎　針對腰腿疾病

居，同「倨」，即蹲下；髎，空隙。股部於蹲下時出現的凹陷處即是本穴，故名。

功效主治 舒筋活絡、益腎強健。主治腰痛、下肢痿痹、疝氣、坐骨神經痛。
腧穴位置 在臀區，髂前上棘與股骨大轉子最凸點連線的中點處。
快速取穴 拇指按於髂前上棘，中指按於股骨大轉子，食指置於兩指之間，食指所指的凹陷處即是。
特效按摩 用食指指腹點按本穴5分鐘，以痠脹為度，每日1次，有輔助治療腰腿痛、髖關節疼痛的功效。

⭐ 環 跳　腰痛腿疼先按它

環，環曲；跳，跳躍。穴在髀樞中，髀樞為環曲跳躍的樞紐，故名。

功效主治 祛風化溼、強健腰膝。主治下肢痿痹、半身不遂、腰腿痛。
腧穴位置 在臀區，股骨大轉子最凸點與骶管裂孔連線的外1/3與內2/3交點處。
快速取穴 以拇指指關節橫紋按在股骨大轉子頭上，拇指指向脊柱，當拇指尖所指處即是。
特效按摩 用食指指腹點按本穴3～5分鐘，以痠脹為度，可緩解腰腿痛、下肢麻痹等。

⭐ 風 市　常按常揉遠中風

風，風邪所致疾病；市，集市，聚集。本穴善治風邪疾病，故名。

功效主治 祛風化溼、通經活絡。主治下肢痿痹、遍身搔癢。
腧穴位置 在股部，直立垂手、掌心貼於大腿時，中指指尖所指凹陷中，髂脛束後緣。
快速取穴 直立垂手時，中指指尖處即是。
特效按摩 ①按揉本穴3～5分鐘，至痠脹為佳，可輔助治療下肢癱瘓、股外側皮神經炎。②配合風池、曲池、血海，可治療蕁麻疹等。

中 瀆　常按緩解腰腿痛

穴居股外側中線筋骨凹陷，如在溝瀆之中，故名。

功效主治 疏通經絡、祛風散寒。主治下肢痿痹、半身不遂。
腧穴位置 在股部，膕橫紋上7寸、髂脛束後緣。
快速取穴 從風市直下3橫指處，在兩筋之間按壓有痠脹感處即是。
特效按摩 用食指指腹點按本穴3～5分鐘，以痠脹為度，可輔助治療下肢麻痹、坐骨神經痛、膝關節炎、小腿抽筋等。

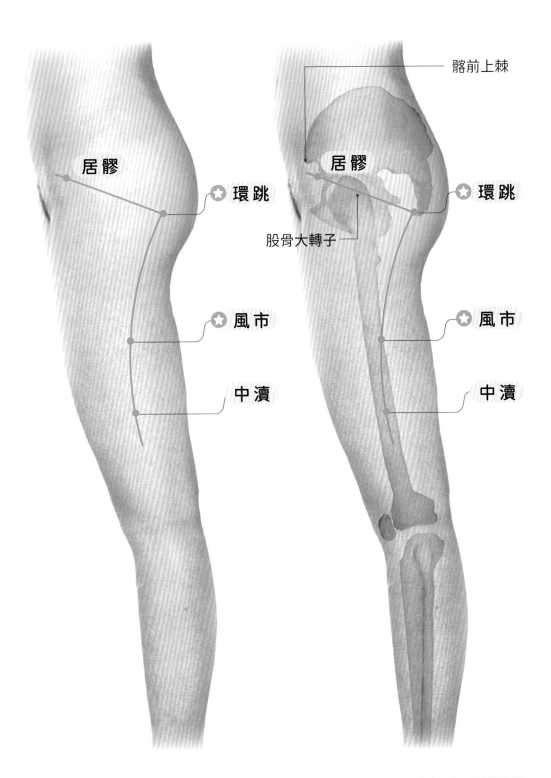

髂前上棘

居髎

居髎

股骨大轉子

環跳

環跳

風市

風市

中瀆

中瀆

⭐ 膝陽關　治療膝痛有特效

外側為「陽」，穴處膝關節外側，故名。

功效主治 疏利關節、祛風化溼。主治半身不遂、膝髕腫痛攣急、小腿麻木、腿腳發冷。

腧穴位置 在膝部，股骨外上髁後上緣、股二頭肌腱與髂脛束之間的凹陷中。

快速取穴 股骨外、上髁上方可觸及一凹陷處，按壓有痠痛感處即是。

特效按摩 按揉本穴3～5分鐘，每日3次，可輔助治療膝關節炎、股外側皮神經麻痺、坐骨神經痛等。

⭐ 陽陵泉　快速止抽筋

小腿外側面為「陽」；腓骨頭突起處如「陵」；穴在其下方凹陷部，猶如水泉，故名。

功效主治 舒肝利膽、強健腰膝。主治黃疸、嘔吐、脅肋疼痛、下肢痿痹、膝髕腫痛、肩痛、小兒驚風、失眠。

腧穴位置 在小腿外側，腓骨頭前下方凹陷中。

快速取穴 屈膝成90°，膝關節外下方、腓骨小頭前緣與下緣交叉處有一凹陷處即是。

特效按摩 ①小腿抽筋時點按本穴3～5分鐘，可有效緩解症狀。②平時堅持按摩本穴，每次10分鐘，每日2次，可以預防高血壓。

陽交　急性疼痛找陽交

陽，外側為陽；交，交會。穴在小腿外側，與膀胱經交會，故名。

功效主治 疏肝理氣、安神定志。主治胸脅脹滿、下肢痿痹、癲狂、扁桃腺炎。

腧穴位置 在小腿外側，外踝尖上7寸，腓骨後緣。

快速取穴 外踝尖與膕橫紋外側端連線中點下1寸，外丘後即是。

特效按摩 急性痛症時，食指指尖關節點按陽交至痠脹為度，有止痛之效。

外丘　腳踝扭傷找它幫

穴居小腿外側隆起如丘處，故名。

功效主治 舒肝理氣、通絡安神。主治胸脅脹滿、頸項強痛、下肢痿痹、癲狂、狂犬咬傷。

腧穴位置 在小腿外側，外踝尖上7寸，腓骨前緣。

快速取穴 從外踝尖與膕橫紋連線中點、向下量1橫指，當腓骨前緣處即是。

特效按摩 踝扭傷時，按揉陽交、解溪、丘墟各5分鐘，以痠脹為度，每日2次。

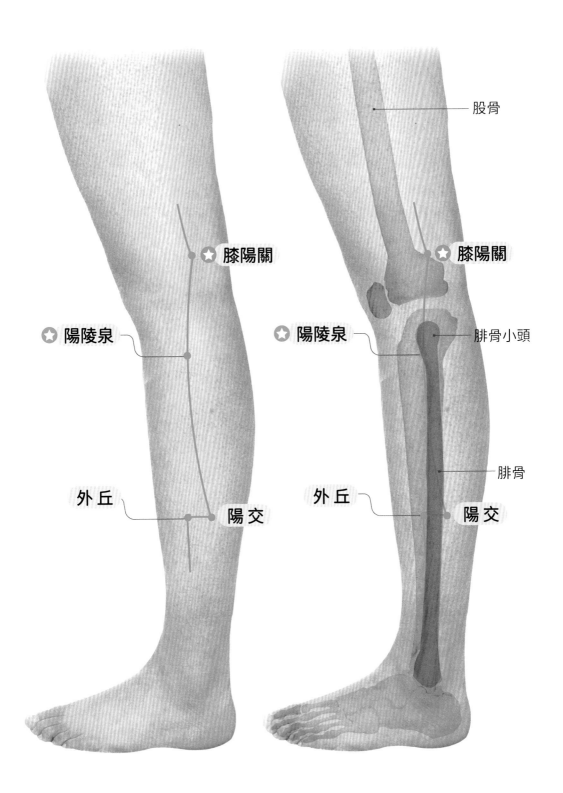

股骨

膝陽關

膝陽關

陽陵泉

陽陵泉

腓骨小頭

外丘

外丘

腓骨

陽交

陽交

光明　除目赤，助視力

功效主治　疏肝明目。主治目痛、夜盲、目視不明、乳房脹痛、乳汁少、頭痛、下肢痿痹。在小腿外側，外踝尖上5寸、腓骨前緣。

腧穴位置　將外踝尖與膕橫紋的連線4等分、由下1/4向上1橫指處即是。

快速取穴　按揉本穴3～5分鐘，以痠脹為度，每日1～2次，可治療視物不清。

特效按摩

陽輔　坐骨神經痛就按它

陽，外側為陽；輔，指輔骨，即腓骨。穴在小腿外側面之腓骨前緣，故名。

功效主治　清熱散風、疏通經絡。主治偏頭痛、目外眥痛、咽喉腫痛、胸脅脹痛、頸淋巴結核、下肢痿痹、惡寒發熱。

腧穴位置　在小腿外側，外踝尖上4寸、腓骨前緣。

快速取穴　外踝尖與膕橫紋連線的下1/4與上3/4交點、腓骨前緣處即是。

特效按摩　按揉陽輔、環跳、風市、陽陵泉各5分鐘，以痠脹為度，每日2次，可緩解坐骨神經痛。

⭐ 懸鐘　急性腰扭傷試試它

懸，懸掛；鐘，鐘鈴。穴在外踝上，是古時小兒懸掛腳鈴處，故名。別名絕骨。

功效主治　平肝息風、舒肝益腎。主治頸項強痛、咽喉腫痛、胸脅脹痛、痔瘡、便祕、下肢痿痹、落枕、暈車、暈船、暈機。

腧穴位置　在小腿外側，外踝尖上3寸、腓骨前緣。

快速取穴　坐位或側臥位。從外踝尖直上4橫指，在腓骨前緣按壓有痠脹感處即是。

特效按摩　按揉懸鐘、同時緩慢活動腰部，可緩解急性腰扭傷。

⭐ 丘墟　清醒頭腦

高處稱丘，大丘稱墟，意指外踝，穴在其下，故名。

功效主治　健脾利溼、泄熱退黃、舒筋活絡。主治胸脅脹痛、下肢痿痹、眼部疲勞。

腧穴位置　在踝區，外踝的前下方、趾長伸肌腱的外側凹陷中。

快速取穴　足外踝前緣垂線與下緣水平線的交點、按壓有凹陷處即是。

特效按摩　按揉丘墟10分鐘，以痠脹為度，頭暈腦脹時可保持頭腦清醒，配合按揉太陽的效果更佳。

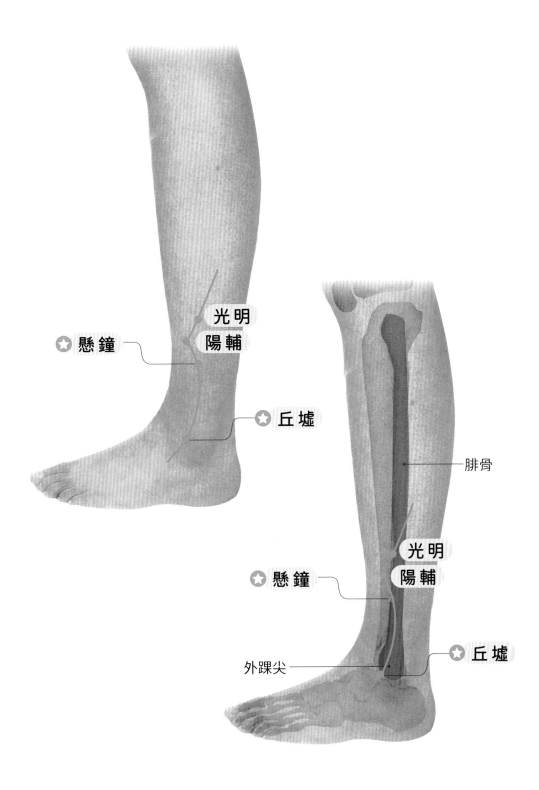

光明
陽輔
懸鐘
丘墟
腓骨
光明
陽輔
懸鐘
丘墟
外踝尖

足臨泣　調理月經選用它 ···

足，足部；臨，調治；泣，流淚。穴在足部，可調治流淚等眼疾，故名。

功效主治　舒肝息風、化痰消腫。主治偏頭痛、目赤腫痛、目眩、乳腺炎、月經不調。
腧穴位置　在足背，第四、五蹠骨底結合部的前方，第五趾長伸肌腱外側凹陷中。
快速取穴　在第四、五蹠骨之間，當小趾伸肌腱的外側緣處即是。
特效按摩　①按揉本穴10分鐘，以痠脹為度。每日2次，可緩解目赤腫痛。
　　　　　②按揉足臨泣、三陰交各5分鐘，以痠脹為度，每日2次，可調理月經。

地五會　有效緩解踝扭傷 ···

地，與足方之象相應；五，即中數；會，會通。本穴是會通足少陽膽經脈氣上下相互之所在。

功效主治　舒肝消腫、通經活絡。主治頭痛、目赤、耳鳴、胸脇脹痛、足背腫痛。
腧穴位置　在足背，第四、五蹠骨間，第四蹠趾關節近端凹陷中。
快速取穴　在第四、五蹠骨之間可見一凸起肌腱，在該肌腱的內側緣凹陷處即是。
特效按摩　點按地五會5～10分鐘，以痠脹為度，每日1次，可有效緩解踝扭傷。

俠 溪　頭痛、目眩按一按 ···

俠，同「夾」；溪，喻指凹陷。本穴位處第四、五趾夾縫之凹陷中，故名。

功效主治　平肝息風、消腫止痛。主治頭痛、眩暈、目赤腫痛、耳鳴、耳聾、胸脇疼痛。
腧穴位置　在足背，第四、五趾間，趾蹼緣後方赤白肉際處。
快速取穴　在足背，第四、五兩趾之間連接處的縫紋頭處即是。
特效按摩　①頭痛、目眩時按揉本穴5分鐘，以痠脹為度，每日1次。②長期堅持點按
　　　　　本穴，也可有效防治高血壓。

足竅陰　點刺可治頭痛、牙痛 ···

竅，孔竅；陰，即足厥陰肝經。喻本穴似交會足厥陰肝經之關竅，為區別「頭竅陰」，故名。

功效主治　疏肝解鬱、通經活絡。主治目赤腫痛、耳鳴、咽喉腫痛、失眠、足背腫痛。
腧穴位置　在足趾，第四趾末節外側、趾甲根角側後方0.1寸（指寸）。
快速取穴　第四趾趾甲外側緣與下緣各作一垂線之交點處、距趾甲根角0.1寸處即是。
特效按摩　神經性頭痛時，點按足竅陰、內關各5分鐘，以痠脹為度。每日1次，可有
　　　　　效緩解疼痛。

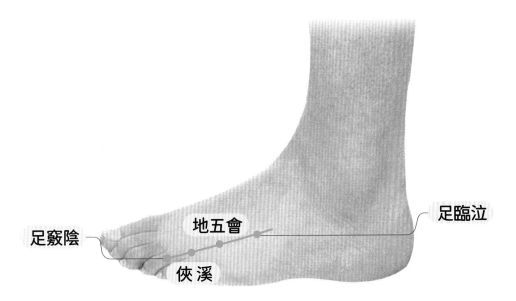

足竅陰　　地五會　　足臨泣

俠溪

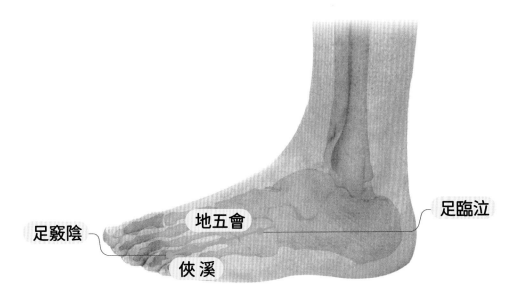

足竅陰　　地五會　　足臨泣

俠溪

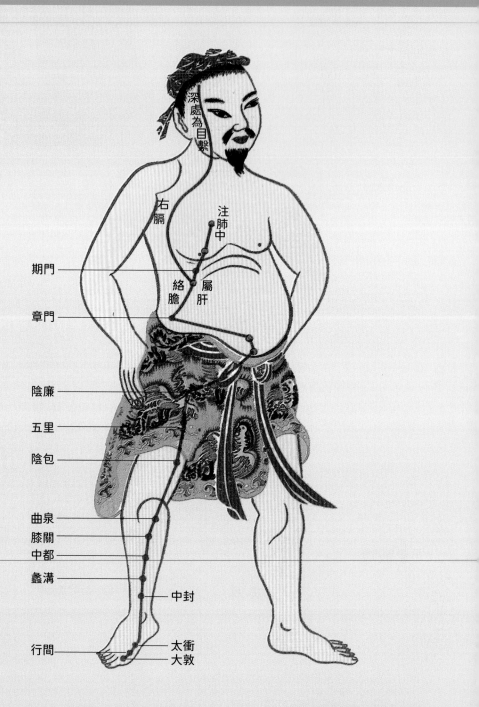

深處為目繫

右膈

注肺中

期門

絡膽 屬肝

章門

陰廉

五里

陰包

曲泉
膝關
中都
蠡溝

中封

行間 太衝
大敦

古代經絡圖・足厥陰肝經

中醫看肝臟

1. **主疏泄**。肝主疏泄指肝具有疏通、舒暢全身氣機，條達以保持全身氣機疏通暢達，通而不滯，散而不鬱的作用。

2. **主藏血、生血**。肝藏血是指肝臟具有貯藏血液、防止出血和調節血量的功能。肝主生血是指肝參與血液生成的作用。故肝有「血海」之稱。

肝經的主治病症

1. 偏頭痛、咽喉腫痛、面頰腫、眼瞼瞤動等頭面五官病症。

2. 月經不調、崩漏、帶下等婦科病症。

3. 鬱悶、急躁易怒、中風、癲癇等神經精神系統病症。

4. 少腹、前陰疼痛等經脈循行部位的病症。

大敦　解決嗜睡的好幫手

大，大小之大；敦，敦厚。本穴位於大趾外側，此處肌肉大而厚實，故名。

功效主治 回陽救逆、調經通淋。主治遺尿、癃閉、經閉、崩漏、月經不調、小兒驚風。

腧穴位置 在足趾，拇趾末節外側、趾甲根角側後方0.1寸（指寸）。

快速取穴 足拇趾背外側，從拇趾趾甲外側緣與基底部各作一線，其交點處即是。

特效按摩 ①按揉本穴至痠脹，可有效治療嗜睡。②按揉大敦，同時配合太衝、中脘按摩3～5分鐘，可緩解胃脘疼痛。

行間　緩解目赤與頭痛

行，運行；間，中間。穴在第一、二蹠趾關節的前方凹陷中，因經氣運行其間，故名。

功效主治 清肝泄熱、息風活絡。主治頭痛、目赤腫痛、月經不調、帶下、小便不利。

腧穴位置 在足背，第一、二趾間、趾蹼緣後方赤白肉際處。

快速取穴 足背內側、第一、二趾之間連接處的縫紋頭，按壓有凹陷處即是。

特效按摩 ①按揉行間、三陰交各2～3分鐘，以痠脹為度，每日1次，可緩解痛經。②按揉行間、中脘各3分鐘，以痠脹為度，有助於消化，每日2次。

⭐ 太衝　清肝降火降血壓

太，大；衝，重要部位。穴在足背，脈氣盛大，為本經要穴之處，故名。

功效主治 平肝泄熱、疏肝養血、清利下焦。主治頭痛、眩暈、目赤腫痛、口眼歪斜、咽喉乾痛、耳鳴、耳聾、月經不調、遺尿、下肢痿痺、高血壓。

腧穴位置 在足背，第一、二蹠骨間、蹠骨底結合部前方凹陷中，或觸及動脈搏動。

快速取穴 第一、二蹠骨間向後推，移至底部的凹陷中即是。

特效按摩 ①長期按揉本穴5分鐘，以痠脹為度，每日2次，可防治高血壓。②月經不調可點按太衝、三陰交、血海各5分鐘，以痠脹為度，每日1次。

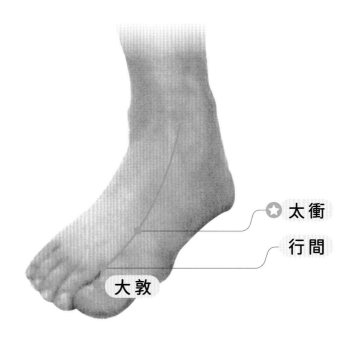

太衝

行間

大敦

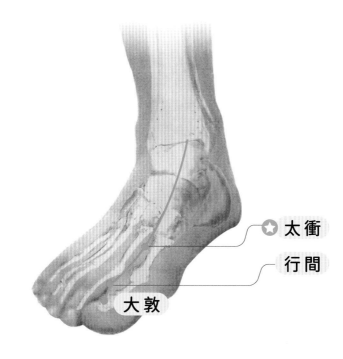

太衝

行間

大敦

⭐ 中封　保養精血之要穴

以穴在內踝前兩筋封聚之中，故名。

功效主治　清泄肝膽、通利下焦、舒筋通絡。主治腹痛、小便不利、遺精、足踝腫痛。
腧穴位置　在踝區，內踝前、脛骨前肌肌腱的內側緣凹陷中。
快速取穴　足尖上翹時，足背內側上可見一大筋，其內側緣凹陷處即是。
特效按摩　用食指指腹點按本穴3～5分鐘，以痠脹為度，可輔助治療遺精、黃疸。

⭐ 蠡溝　治療抽筋顯奇功

蠡，即瓢勺，形容小腿肚，以穴居其前方溝中，故名。

功效主治　舒肝理氣、調經止帶。主治睪丸腫痛、小便不利、月經不調、帶下、足脛
　　　　　疼痛。
腧穴位置　在小腿內側，內踝尖上5寸、脛骨內側面的中央。
快速取穴　髕尖與內踝尖連線的上2/3與下1/3交點、脛骨內側面的中央、橫平築賓處
　　　　　即是。
特效按摩　小腿抽筋時，按揉蠡溝、承山各5分鐘，以痠脹為度，直至症狀緩解。

中都　堅持按摩防遺精

中，中部。喻肝之氣血似水之流聚，穴當脛骨之中部，故名。

功效主治　疏肝理氣、溫經止血。主治崩漏、惡露不盡、腰痛、泄瀉、下肢痿痹、痛經。
腧穴位置　在小腿內側，內踝尖上7寸、脛骨內側面的中央。
快速取穴　髕尖與內踝尖連線中點下0.5寸、脛骨內側面中央處即是。
特效按摩　平時堅持按揉本穴，可防治遺精、崩漏等。

膝關　類風溼關節炎就找它

關，指關節。穴近膝關節，故名。

功效主治　散風祛溼、疏通關節。主治膝股疼痛、下肢痿痹。
腧穴位置　在膝部，脛骨內側髁的下方、陰陵泉後1寸。
快速取穴　脛骨內側、髁下緣後1橫指處即是。
特效按摩　按揉膝關、足三里、鶴頂各5分鐘，以痠脹為度，可緩解類風溼關節炎。

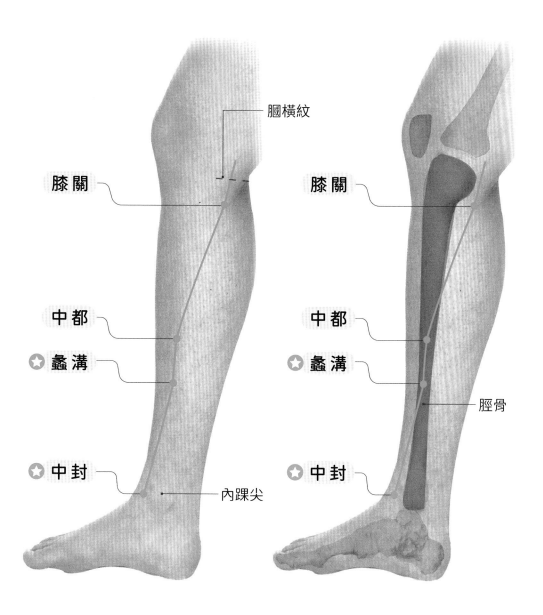

膕橫紋

膝關

膝關

中都

中都

⭐ 蠡溝

⭐ 蠡溝

脛骨

⭐ 中封

⭐ 中封

內踝尖

曲泉　緩解痛經就尋它

曲，曲屈；泉，指凹陷。本穴位於膝內側橫紋頭之上，為屈曲膝關節時凹陷所在，故名。

功效主治　清利溼熱、通調下焦。主治小便不利、月經不調、帶下、遺精、陽痿。

腧穴位置　在膝部，膕橫紋內側端、半腱肌肌腱內緣凹陷中。

快速取穴　膕橫紋頭上方凹陷處即是。

特效按摩　用食指指腹點按本穴3～5分鐘，每日2次，可輔助治療痛經、眩暈等。

陰包　統管泌尿生殖系統病症

包，妊也。穴主腹部諸疾及胞宮病，故名。

功效主治　清瀉肝火。主治月經不調、遺尿、小便不利、腰骶痛引小腹、陽痿。

腧穴位置　在股前區，髕底上4寸、股薄肌與縫匠肌之間。

快速取穴　股前區，縫匠肌後緣、股骨內上髁上4寸處即是。

特效按摩　用食指指腹點按本穴3～5分鐘，每日2次，對泌尿生殖系統疾病有很好的功效。

足五里　通利小便顯效快

在股內側約當箕門上五寸處，故名。

功效主治　舒肝理氣、清利溼熱。主治小便不利、腹脹、遺尿、帶下、睪丸腫痛、膀胱炎。在股前區，氣衝直下3寸、動脈搏動處。

腧穴位置　恥骨聯合上緣的中點旁開3橫指，再直下4橫指處即是。

快速取穴　按揉足五里、腎俞、命門各5分鐘，以痠脹為度，每日2次，可治療遺尿。

特效按摩

陰廉　調經止帶顯效快

內側稱「陰」，邊緣稱「廉」。穴在股內側陰器旁，長收肌外緣，故名。

功效主治　調經止帶、通利下焦。主治月經不調、帶下、小腹脹痛、腰痛、陽痿。

腧穴位置　在股前區，氣衝直下2寸。

快速取穴　恥骨聯合上緣的中點旁開3橫指，再直下3橫指處即是。

特效按摩　按揉陰廉、中極、血海、三陰交各3分鐘，以痠脹為度，可調理月經不調。

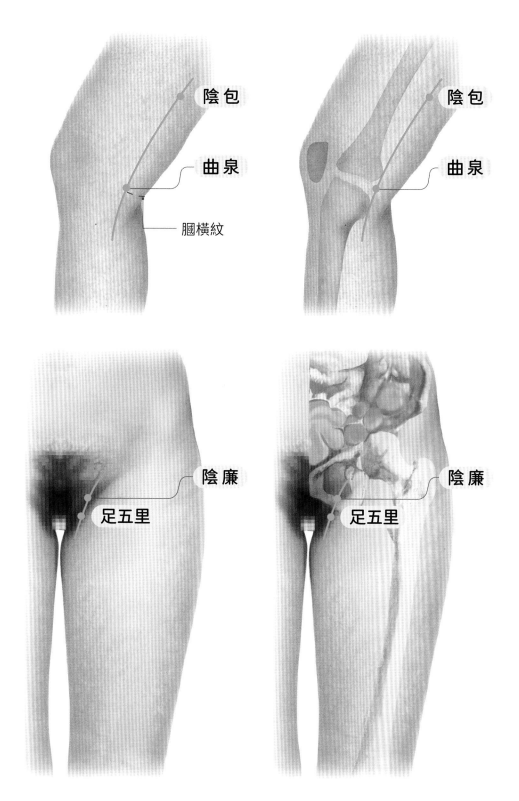

陰包

曲泉

膕橫紋

陰包

曲泉

陰廉

足五里

陰廉

足五里

急脈　急性腹痛就按它 ··

急，急速；脈，脈氣。穴名意是指肝經氣血在此吸熱後化為強勁的脈氣。

功效主治　疏理肝膽、通調下焦。主治少腹痛、陰莖痛、外陰腫痛、痛經、腰腿發冷。

腧穴位置　在腹股溝區，橫平恥骨聯合上緣、前正中線旁開2.5寸。

快速取穴　恥骨聯合下緣中點、旁開2.5寸處即是。

特效按摩　急性腹痛發作時，可點按本穴3～5分鐘，以痠脹為效佳，可有效緩解疼痛。

章門　腹脹按之顯良效 ··

章，同「障」字；門，門戶。穴在季肋下，如同屏障內臟之門戶，故名。

功效主治　疏肝健脾、理氣散結、清利濕熱。主治腹脹、泄瀉、腹部腫塊、黃疸、失眠。

腧穴位置　在側腹部，在第十一肋遊離端的下際。

快速取穴　正坐、屈肘合腋、肘尖所指處即是。

特效按摩　按揉章門、中脘、足三里各3分鐘，以痠脹為度，每日2次，可解腹脹。

期門　疏肝行氣化瘀積 ··

期，周期；門，門戶，出入之道。十二經脈氣血始於手太陰肺經之雲門，終於本穴，故名。

功效主治　健脾疏肝、理氣活血。主治胸脅脹痛、腹脹、呃逆、乳腺炎、溼疹、貧血。

腧穴位置　在胸部，第六肋間隙、前正中線旁開4寸。

快速取穴　在乳頭直下，旁開2寸處取穴。女性在鎖骨中線與第六肋間隙交點處。

特效按摩　①用食指指腹點按本穴5分鐘，每日1次，能輔助治療胃腸神經官能症。②
憂鬱症患者沿肋骨走向、用掌根推擦脅肋部，重點按揉期門、大包、陽陵泉。

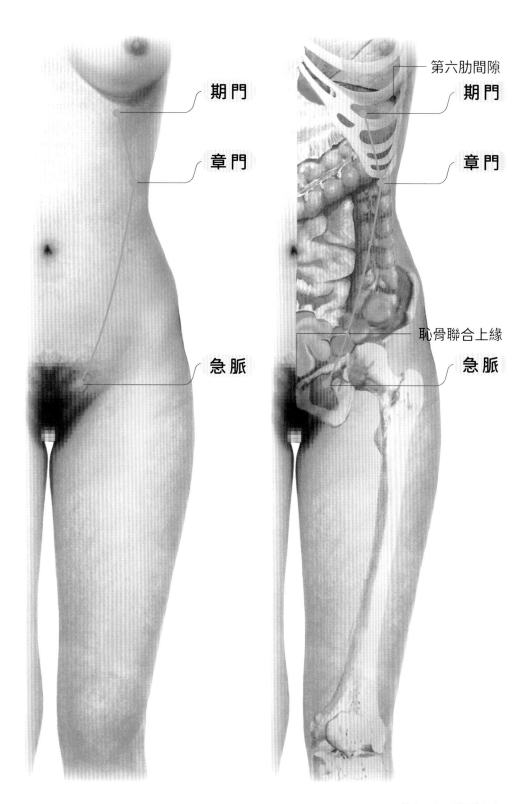

期門

第六肋間隙

期門

章門

章門

恥骨聯合上緣

急脈

急脈

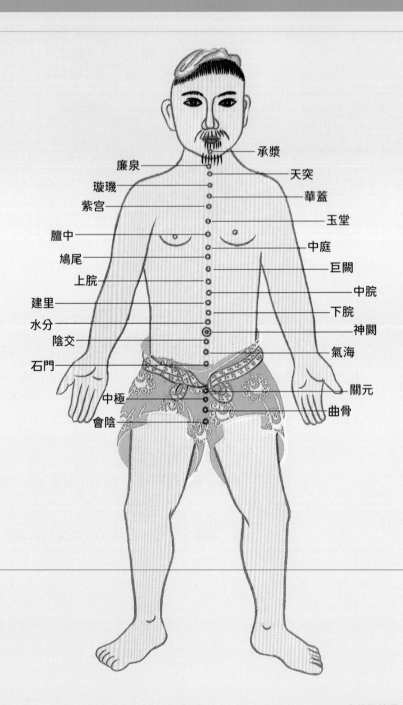

廉泉
璇璣
紫宮
膻中
鳩尾
上脘
建里
水分
陰交
石門
中極
會陰

承漿
天突
華蓋
玉堂
中庭
巨闕
中脘
下脘
神闕
氣海
關元
曲骨

古代經絡圖・任脈

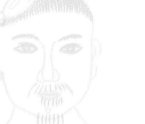

中醫看任脈

1. **調節陰經氣血**。任脈循行於腹面正中線，其脈多次與足三陰經及陰維脈交匯。因此中醫認為，任脈能總任陰脈之間的相互聯繫，調節陰經氣血，故稱為「陰脈之海」。

2. **任主胞胎**。任脈起於胞中，與女性月經來潮及妊養、生殖功能有關。

任脈的主治病症

1. 尿道阻塞、遺尿、疝氣、月經不調、經痛、白帶異常、不孕、子宮肌瘤、卵巢囊腫等泌尿生殖系統病症。

2. 胃脘痛、嘔吐、呃逆、腹脹、厭食、胃反酸等脾胃病症。

3. 胸痛、咳嗽、哮喘、心慌、氣短等心肺病症。

4. 癲、狂、癇等神志病症。

5. 前列腺增生、陽痿、遺精、不育等男性病症。

會陰　婦科調理它幫忙

本穴為任、督、衝脈之交會，居前後二陰之間，故名。

功效主治　醒神鎮驚、通調二陰。主治小便不利、遺精、陽痿、月經不調、陰痛。

腧穴位置　在會陰區，男性在陰囊根部與肛門連線的中點，女性在大陰唇後與肛門連線的中點。

快速取穴　側臥位，本穴在前後二陰中間。

特效按摩　拇指按揉本穴，每次3～5分鐘，長期堅持可調理婦科疾病。

曲骨　膀胱炎症效果好

曲骨原指恥骨聯合部，因其骨略彎曲而名，因穴居其上，故名。

功效主治　通利小便、調經止痛。主治月經不調、帶下、小便不利、遺精、陽痿。

腧穴位置　在下腹部，恥骨聯合上緣、前正中線上。

快速取穴　從髖兩側沿骨盆上緣向前正中線摸至前正中線上、恥骨聯合上緣的中點處即是。

特效按摩　拇指深按本穴1～3分鐘，每日2次，可改善膀胱炎、產後子宮收縮不全等。

⭐ 中極　膀胱問題不可少

中，中點；極，盡頭。本穴位於人體上下之中點，又為軀幹盡頭所在，故名。

功效主治　益腎興陽、通經止帶。主治遺尿、尿頻、月經不調、陽痿、泌尿系統結石。

腧穴位置　在下腹部，臍中下4寸、前正中線上。

快速取穴　恥骨聯合上緣中點與肚臍連線的上1/5與下4/5的交點處即是。

特效按摩　拇指按揉或滾法作用於本穴，以痠脹為度，每日2次，可治療小便失禁。

⭐ 關元　下半身虛弱無力就找它

關，關藏；元，本元。穴在臍下3寸，為關藏人身元氣之處，故名。

功效主治　培補元氣、導赤通淋。主治虛勞羸瘦、眩暈、陽痿、遺精、月經不調、帶下、不孕、遺尿、小便頻數、癃閉、疝氣、腹痛、泄瀉、更年期症候群、小兒脫肛。

腧穴位置　在下腹部，臍中下3寸、前正中線上。

快速取穴　從肚臍起沿下腹部前正中線、直下4橫指處即是。

特效按摩　拇指指腹深壓本穴3～5分鐘，以痠脹為度，長期堅持可改善泌尿生殖系統疾病、下半身虛弱無力。

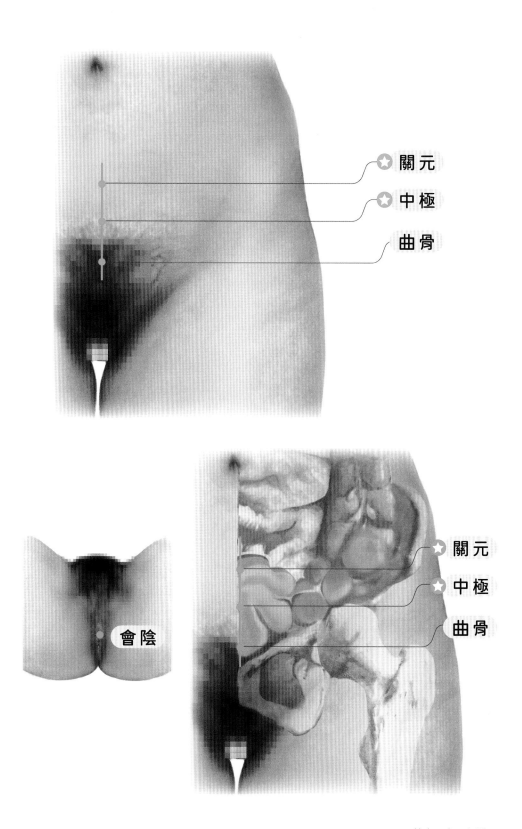

☆ 關元

☆ 中極

曲骨

☆ 關元

☆ 中極

曲骨

會陰

石門　按按本穴治腹脹

石，堅硬不通。本穴主治小腹堅硬疼痛，故名。

功效主治 理氣止痛、通利水道。主治小便不利、遺精、陽痿、帶下、崩漏、腹脹、水腫。

腧穴位置 在下腹部，臍中下2寸、前正中線上。

快速取穴 從肚臍起沿下腹部前正中線、直下3橫指處即是。

特效按摩 拇指深壓按揉本穴，每日3～5分鐘，以痠脹為度，可緩解腹脹、腹瀉、腸
炎等。

⭐ 氣海　補虛要穴

氣，元氣；海，海洋。穴在臍下，為人身元氣之海，故名。

功效主治 益氣助陽、調經固精。主治腹痛、泄瀉、便祕、遺尿、陽痿、遺精、閉經、痛經、
崩漏、帶下、子宮脫垂、陰道脫垂、疝氣、中風脫證、虛勞羸瘦。

腧穴位置 在下腹部，臍中下1.5寸、前正中線上。

快速取穴 從肚臍起沿下腹部前正中線、直下2橫指處即是。

特效按摩 手掌摩氣海5分鐘，以痠脹透熱為度，每日2次，對氣虛病症，如虛脫、形體
羸瘦、乏力等有保健作用。

陰交　月經不調常來揉

穴為任脈、衝脈、足少陰三陰脈之交會處，故名。

功效主治 調經固帶、利水消腫。主治腹脹、水腫、泄瀉、月經不調、帶下、疝氣。

腧穴位置 在下腹部，臍中下1寸、前正中線上。

快速取穴 從肚臍起沿下腹部前正中線、直下拇指1橫指處即是。

特效按摩 手掌按揉本穴5分鐘，以痠脹溫熱為度，每日2次，可調理月經不調、子宮
內膜炎、陰部溼癢、睪丸神經痛等。

⭐ 神闕　肚子毛病少不了

神，神氣；闕，宮門。穴在臍中，臍為胎兒氣血運行之要道，如神氣出入之宮門，故名。

功效主治 收降濁氣。主治腹痛、久瀉、脫肛、痢疾、水腫、虛脫、小兒驚風、小兒高熱、
小兒夜間哭鬧、術後腹脹。

腧穴位置 在臍區，臍中央。

快速取穴 肚臍所在處即是。

特效按摩 手掌按揉本穴5分鐘，以痠脹溫熱為度，每日2次，可促進胃腸蠕動，有助於
消化吸收。

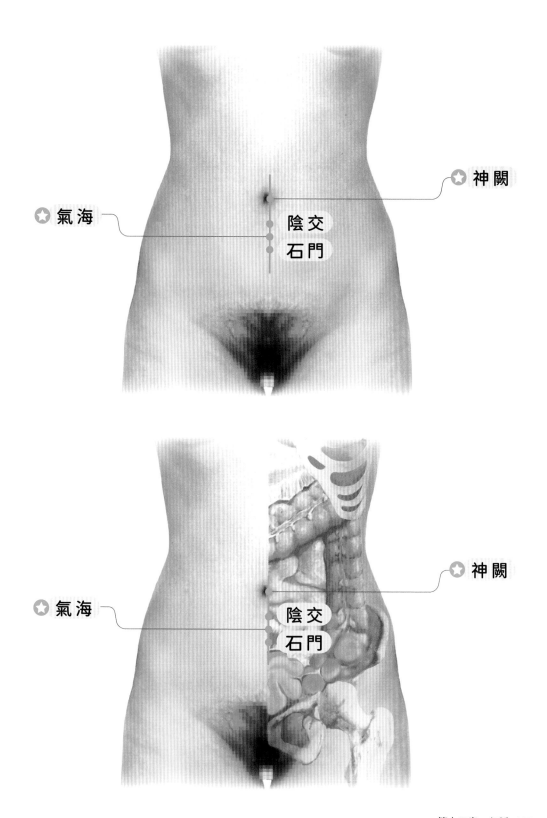

⭐ 神闕

⭐ 氣海

陰交
石門

⭐ 神闕

⭐ 氣海

陰交

石門

水分　消除水腫的祕密

水，水穀；分，分別。穴在臍上1寸，內應小腸，水穀至此分別清濁，同時本穴善治水病。

功效主治　通調水道、理氣止痛。主治腹痛、泄瀉、翻胃吐食、水腫、腹脹、小便不利、尿頻、夜尿症。

腧穴位置　在上腹部，臍中上1寸、前正中線上。

快速取穴　從肚臍起沿腹部前正中線、直上1橫指處即是。

特效按摩　掌揉水分5分鐘，以局部透熱為度，每日2次，可改善水腫。

下脘　腸胃不適的專家

脘，胃脘。穴居胃脘下部，故名。

功效主治　健脾和胃、降逆止嘔。主治腹痛、腹脹、胃下垂、食穀不化、嘔吐、泄瀉、虛腫、消瘦。

腧穴位置　在上腹部，臍中上2寸、前正中線上。

快速取穴　從肚臍起沿腹部前正中線、直上3橫指處即是。

特效按摩　手掌按揉下脘5分鐘，以痠脹為度，每日2次，對胃炎、胃潰瘍、腸炎有一定的保健作用。

建里　胃部冷痛可艾灸

建，此指調理；里，即腹裡。本穴可調理脾胃功能，故名。

功效主治　和胃健脾、通降腑氣。主治胃痛、腹脹、腸鳴、嘔吐、食慾不振、水腫。

腧穴位置　在上腹部，臍中上3寸、前正中線上。

快速取穴　從肚臍起沿腹部前正中線、直上4橫指處即是。

特效按摩　拇指按揉建里5分鐘，以痠脹透熱為度，每日2次，可有效改善胃部冷痛。

⭐ 中脘　胃部病症第一穴

脘，胃脘。穴居胃脘中部，故名。

功效主治　和胃健脾、降逆利水。主治胃痛、嘔吐、吞酸、腹脹、食物不易消化、泄瀉、黃疸、咳喘痰多、癲癇、失眠、妊娠反應、高脂血症。

腧穴位置　在上腹部，臍中上4寸、前正中線上。

快速取穴　劍胸結合與臍中連線的中點處即是。

特效按摩　掌揉中脘5分鐘，以痠脹透熱為度，每日1次，可緩解失眠、心煩、癲癇、蕁麻疹等。

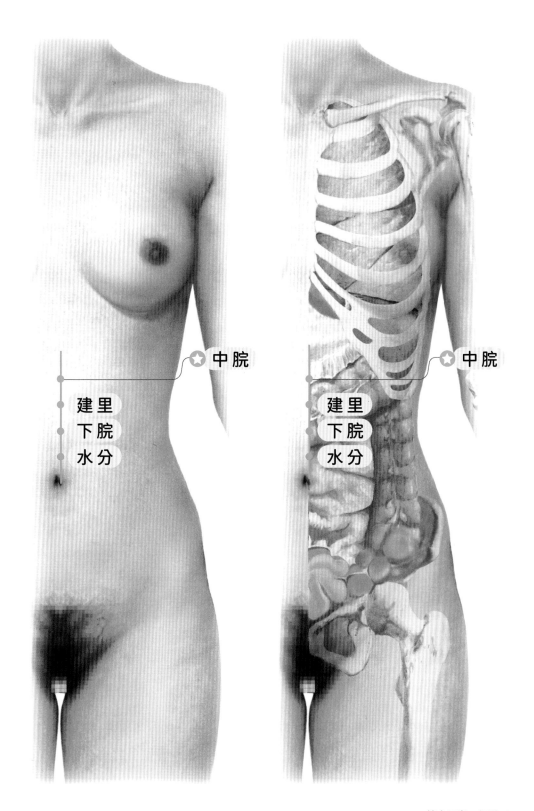

中脘

建里
下脘
水分

中脘

建里
下脘
水分

上脘　增加胃動力

脘，胃脘。穴居胃脘上部，故名。

功效主治 和胃降逆、化痰寧神。主治胃痛、嘔吐、腹脹、吞酸、食物不易消化、吐血、黃疸、癲癇。

腧穴位置 在上腹部，臍中上5寸、前正中線上。

快速取穴 肚臍與劍胸聯合連線的中點、直上1橫指處即是。

特效按摩 手掌按揉上脘5分鐘，以痠脹為度，每日2次、對膈肌痙攣有一定的療效。

巨闕　讓身體更年輕

巨，巨大；闕，宮門。本穴為心之募穴，如心氣出入的大門，故名。

功效主治 安神寧心、寬胸止痛。主治胃痛、嘔吐、胸痛、心悸、癲癇、哮喘、膈肌痙攣。

腧穴位置 在上腹部，臍中上6寸、前正中線上。

快速取穴 在上腹部，前正中線上、中脘與劍胸聯合部中點處即是。

特效按摩 拇指點按巨闕5分鐘，以痠脹、輕微疼痛為度，每日1次，可改善驚悸、健忘、癲癇等。

鳩尾　緩解胃炎無憂愁

鳩尾，斑鳩的尾，形容胸骨劍突，穴在其下，故名。

功效主治 安心寧神、寬胸定喘。主治胸悶、心悸、嘔吐、腹脹、癲狂、小兒夜間哭鬧。

腧穴位置 在上腹部，劍胸結合下1寸、前正中線上。

快速取穴 從劍胸結合部沿前正中線、直下1橫指處即是。

特效按摩 經常以拇指按揉本穴5分鐘，以痠脹為度，每日2次，可緩解支氣管炎、胃炎、胃神經痛、嘔吐等。

中庭　賁門痙攣可找它

庭，庭院。任脈由本穴進入胸廓，猶如任脈脈氣從宮門（即巨闕）行至庭院中，故名。

功效主治 寬胸消脹、降逆止嘔。主治胸脅脹滿、心痛、嘔吐、小兒吐乳。

腧穴位置 在胸部，劍胸結合中點處、前正中線上。

快速取穴 前正中線上、胸骨體下緣處即是。

特效按摩 拇指點按5分鐘，以痠脹為度，對食道炎、賁門痙攣有一定治療作用。

⭐ 膻中　氣不順找它幫

膻，指胸腔，穴居其中，故名。

功效主治　理氣止痛、生津增液。主治胸悶、氣短、胸痛、心悸、咳嗽、哮喘、乳汁少、乳腺炎、嘔逆、嘔吐、暈車、暈船、低血壓。

腧穴位置　在胸部，橫平第四肋間隙、前正中線上。

快速取穴　兩乳頭連線的中點對應處即是。

特效按摩　拇指按揉或掌推本穴5分鐘，以痠脹或症狀緩解為度，每日2次，可明顯緩解胸悶、氣短、咳喘、胸痛、心悸、嘔吐等。

玉堂　常按可改善胸悶

玉，玉石；堂，殿堂。玉有貴重之意。穴位所在相當於心的部位，因其重要故比之為玉堂。

功效主治　寬胸止痛、止咳平喘。主治胸痛、胸悶、咳嗽、哮喘、嘔吐。

腧穴位置　在胸部，橫平第三間隙、前正中線上。

快速取穴　兩乳頭連線的中點、向上推一個肋骨，按壓有痠痛感處即是。

特效按摩　點按本穴3～5分鐘，以痠脹為度，每日2次，可減輕胸部憋悶感。

紫宮　呼吸順暢的好幫手

紫，指赤色，與絳同義；中央為宮。昔稱心臟為「絳宮」，可見紫宮實指心主，考任脈至此，正內合於心，心為血之主宰，穴當其處，故名。

功效主治　寬胸止咳、清肺利咽。主治咳喘、胸痛、胸悶。

腧穴位置　在胸部，橫平第二肋間隙、前正中線上。

快速取穴　在胸部，平第二肋間隙、當前正中線上。

特效按摩　拇指點按紫宮至痠脹，每日2次，可達到寬胸理氣的作用。

華蓋　讓咽喉更舒服

本穴所在相當於肺臟部位，肺為五臟之華蓋，本穴主肺臟咳喘諸疾，故名。

功效主治　寬胸利肺、止咳平喘。主治咳嗽、哮喘、胸痛、咽喉腫痛。

腧穴位置　在胸部，橫平第一肋間隙、前正中線上。

快速取穴　在胸部，前正中線上、胸骨角的中點處即是。

特效按摩　拇指或食指點揉本穴3～5分鐘，配合吞咽動作，每日1次，對咽喉乾澀有一定的療效。

璇璣　定喘順氣來找它 ··

璇璣，此指北斗七星。本穴位於胸骨柄之正中，內應於肺臟。肺主氣，朝百脈，意指肺之功能如眾星拱北，故名。

功效主治　寬胸利肺、止咳平喘。主治咳嗽、哮喘、胸痛、咽喉腫痛、胃中積滯。
腧穴位置　在胸部，胸骨上窩下1寸、前正中線上。
快速取穴　在胸部，前正中線上、胸骨上緣與胸骨角連線的中點處即是。
特效按摩　經常用拇指按揉本穴3～5分鐘，以痠脹為度，每日2次，可改善咳嗽氣喘、
　　　　　氣管炎等。

天突　改善呃逆療效好 ··

天，天空；突，突出。穴在氣管上段，喻為肺氣上通於天的部位，故名。

功效主治　宣通肺氣、消痰止咳。主治咳嗽、咽喉腫痛、急性喉炎、慢性咽炎。
腧穴位置　在頸前區，胸骨上窩中央、前正中線上。
快速取穴　兩側鎖骨中間凹陷處即是。
特效按摩　拇指按揉本穴10次，配合憋氣半分鐘，對改善呃逆有一定的效果，若無效，
　　　　　再按壓1遍。

廉泉　中風失語它來救 ··

廉，同「隅」，潮水；泉，水泉。穴近舌下腺，與津液有關，又為「脈氣所發」如泉處，故名。

功效主治　利喉舒舌、消腫止痛。主治舌強不語、吞咽困難、口舌生瘡、味覺變淡。
腧穴位置　在頸前區，喉結上方、舌骨上緣凹陷中、前正中線上。
快速取穴　仰靠坐位，在頸部前正中線上、喉結與下頜中間即是。
特效按摩　①拇指點按或指掐本穴3～5分鐘，以痠脹為度，每日2次，對緩解聲音嘶
　　　　　啞有一定的作用。②配合金津、玉液、天突、少商，可輔助治療中風失語。

承漿　口腔疾病全能手 ··

承，承受；漿，水漿。以穴居下唇陷中，水漿入口，下唇相承，故名。

功效主治　疏風瀉火、通利口齒。主治口眼歪斜、牙齦腫痛、口舌生瘡、三叉神經痛。
腧穴位置　在面部，頦*唇溝的正中凹陷處。
快速取穴　頦唇溝的正中、按壓有凹陷處即是。
特效按摩　拇指點按承漿、通里、合谷各5分鐘，以痠脹至輕微疼痛為度，每日1～2
　　　　　次，對口腔疾病有較好的調理作用，如牙痛、流涎、口舌生瘡等。

★頦：下巴

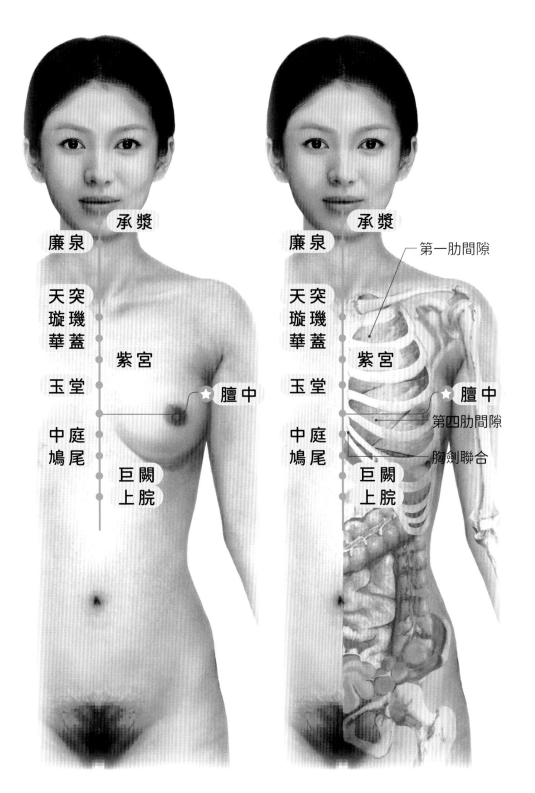

承漿

廉泉

天突
璇璣
華蓋

紫宮

玉堂

膻中 ★

中庭
鳩尾

巨闕
上脘

第一肋間隙

第四肋間隙

胸劍聯合

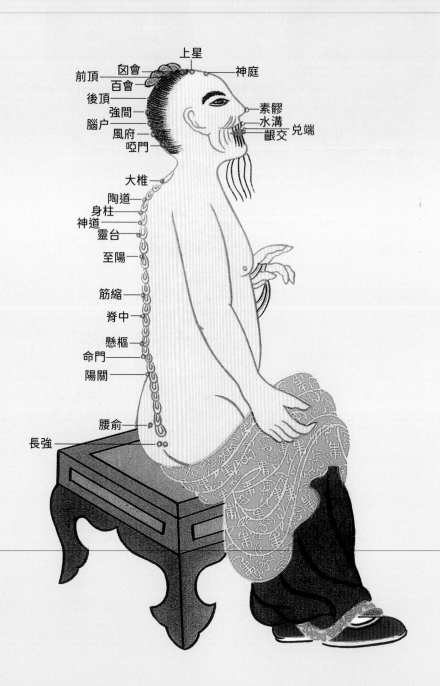

上星
囟會　　神庭
前頂
百會
後頂
強間　　　素髎
腦戶　　　水溝
風府　　　齦交　兌端
啞門

大椎
陶道
身柱
神道
靈台
至陽

筋縮
脊中
懸樞
命門
陽關

腰俞
長強

古代經絡圖・督脈

中醫看督脈

1 **調節陽經氣血**。督脈行於背部正中，其脈多次與手足三陽經及陽維脈相交匯。因此認為，督脈與各陽經都有聯繫，稱為「陽脈之海」。

2 **反映腦、髓和腎的功能**。督脈行脊裡，入絡於海，與腦、髓有密切聯繫。督脈又絡腎，與腎也密切相關，所以歷代醫家大多認為，生殖系統疾患多與督脈相關，常以補督脈之法治之。

督脈的主治病症

1 頭痛、頭暈、健忘、耳鳴、目眩、失眠、頸部強直疼痛等頭面五官疾患。

2 頸椎病、急性腰扭傷、強直性脊柱炎等脊柱病變。

3 癲、狂、癇等神志疾患。

⭐ 長強　促進小兒生長發育

本穴為督脈之絡穴，督脈依脊裡而走，脊柱形長、強硬，脈氣強盛，故名。

功效主治　解痙止痛、調暢通淋。主治痔瘡、脫肛、泄瀉、便祕、腰痛、陽痿。

腧穴位置　在會陰部，尾骨下方、尾骨端與肛門連線的中點處。

快速取穴　在尾骨端下，尾骨端與肛門連線的中點處即是。

特效按摩　拇指點按本穴，以痠脹為度，每日1次，可促進小兒生長發育。

⭐ 腰俞　腰痛是病不用怕

腰，腰部；俞，輸注。穴在腰部，是經氣輸注之處，故名。

功效主治　調經清熱、散寒除溼。主治腰脊強痛、月經不調、痔瘡、便祕。

腧穴位置　在骶區，正對骶管裂孔、後正中線上。

快速取穴　先取尾骨上方左右的骶角，再取兩骶角下緣的連線與後正中線的交點處即是。

特效按摩　拇指點按本穴5分鐘，以痠脹為度，每日1次，可緩解腰骶部疼痛。

⭐ 腰陽關　讓腰直起來

腰，腰部；陽，陰陽之陽；關，機關。督脈為陽，穴屬督脈，位於腰部轉動處，如腰之機關，故名。

功效主治　祛寒除溼、舒筋活絡。主治腰骶疼痛、月經不調、帶下、遺精、陽痿。

腧穴位置　在脊柱區，第四腰椎棘突下凹陷中、後正中線上。

快速取穴　在腰部，兩髂嵴連線與後正中線相交處即是。

特效按摩　拇指按揉或掌擦本穴3～5分鐘，以痠脹透熱為度，每日2次，對慢性腰痛有一定的保健作用。

⭐ 命門　生命之門戶

命，生命；門，門戶。穴在兩腎之間，為腎間動氣所在，是人體元氣之根本，喻本穴為生命之門戶，故名。

功效主治　補腎壯陽。主治腰痛、遺精、陽痿、早洩、月經不調、赤白帶下、遺尿、尿頻、泄瀉、小兒脫肛。

腧穴位置　在脊柱區，第二腰椎棘突下凹陷中、後正中線上。

快速取穴　在腰部，後正中線上與臍相對處即是。

特效按摩　拇指按揉或掌擦本穴3～5分鐘，以痠脹透熱為度，每日2次，可改善慢性腰痛。

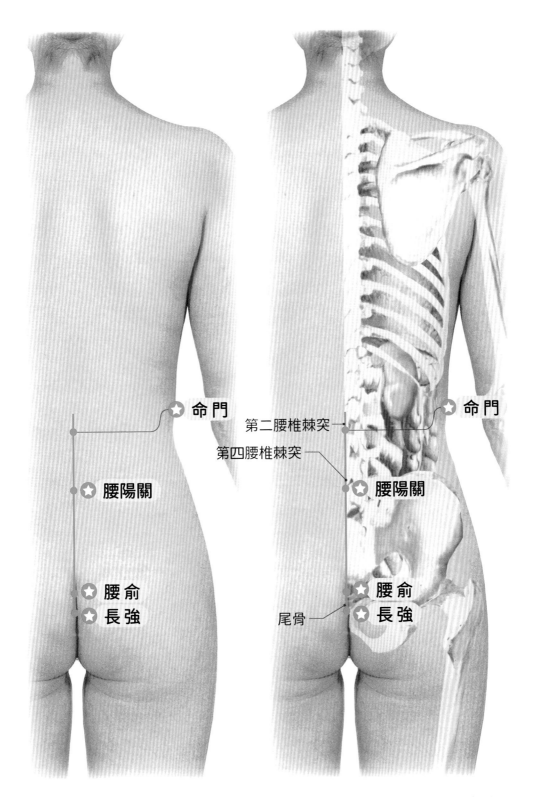

命門

第二腰椎棘突

第四腰椎棘突

腰陽關

腰陽關

腰俞

腰俞

長強

尾骨

長強

懸樞　腸胃疾病可找它

懸，懸繫；樞，樞紐。本穴位於三焦俞之正中，且三焦主司人體氣化，似氣機之樞紐，喻本穴為三焦氣機樞紐所在，故名。

功效主治 助陽健脾、通調腑氣。主治腹痛、泄瀉、腸鳴、腰脊強痛。
腧穴位置 在脊柱區，第一腰椎棘突下凹陷中、後正中線上。
快速取穴 從命門沿後正中線向上摸一個椎體（即第一腰椎），其下緣凹陷處即是。
特效按摩 掌揉本穴3～5分鐘，以痠脹為度，每日2次，對胃下垂、腸炎有調理作用。

脊中　改善胃腸功能

脊，脊柱。本穴正位於脊柱之正中部，故名。

功效主治 健脾利溼、寧神鎮靜。主治泄瀉、脫肛、痔瘡、黃疸、小兒疳積、腰脊強痛。
腧穴位置 在脊柱區，第十一胸椎棘突下凹陷中、後正中線上。
快速取穴 由平肩胛下角之椎體處、向下摸四個椎體，其下緣凹陷處即是。
特效按摩 拇指按揉脊中3～5分鐘，以痠脹為度，每日2次，可調理胃腸功能。

⭐ 中樞　健脾和胃止疼痛

樞，樞紐。本穴位於脊柱之近中部，似軀體轉動之樞紐，故名。

功效主治 健脾利溼、清熱止痛。主治胃病、嘔吐、黃疸、腰背疼痛、胃腸炎。
腧穴位置 在脊柱區，第十胸椎棘突下凹陷中、後正中線上。
快速取穴 由平肩胛下角之椎體處、向下摸三個椎體，其下緣凹陷處即是。
特效按摩 拇指按揉本穴3～5分鐘，以痠脹為度，每日2次，可緩解胃部疼痛。

筋縮　胃部痙攣不可少

筋，筋肉；縮，攣縮。本穴能治筋肉攣縮諸病，故名。

功效主治 平肝息風、寧神鎮痙。主治脊強、癲癇、抽搐、胃痛。
腧穴位置 在脊柱區，第九胸椎棘突下凹陷中、後正中線上。
快速取穴 由平肩胛下角之椎體處、向下摸兩個椎體，其下緣凹陷處即是。
特效按摩 拇指點按或掌根按揉本穴3～5分鐘，以痠脹為度，每日2次，可改善胃部功能，調理胃痛、胃痙攣、胃炎等。

至陽　　陽氣的閘門

至，到達；陽，陰陽之陽。本穴與橫膈平，經氣至此從膈下的陽中之陰到達膈上的陽中之陽。

功效主治 利膽退黃、寬胸利膈。主治黃疸、胸脇脹痛、咳嗽氣喘、胃痛、膽區疼痛。
腧穴位置 在脊柱區，第七胸椎棘突下凹陷中、後正中線上。
快速取穴 在背部，兩側肩胛下角連線、與後正中線相交處即是。
特效按摩 拇指點按或指掐本穴3～5分鐘，以痠脹微疼為度，可改善心慌症狀。

靈台　　止咳定喘有絕招

靈，神靈；台，亭台。穴在神道和心俞兩穴之下，喻為心靈之台，故名。

功效主治 清熱化溼、止咳定喘。主治疔瘡、氣喘、胃痛、脊背強痛、發熱、膽區疼痛。
腧穴位置 在脊柱區，第六胸椎棘突下凹陷中、後正中線上。
快速取穴 俯臥位或坐位。在背部，當後正中線上、至陽上一個胸椎處即是。
特效按摩 按揉靈台、肺俞、魚際各5分鐘，以痠脹為度，每日2次，可治療咳嗽氣喘。

神道　　緩解神經衰弱

神，心神；道，通道。心藏神，穴在心俞旁，如同心神之通道，故名。

功效主治 寧心安神、清熱平喘。主治健忘、小兒驚風、咳喘、脊背強痛、神經衰弱。
腧穴位置 在脊柱區，第五胸椎棘突下凹陷中、後正中線上。
快速取穴 俯臥位或坐位。在背部，當後正中線上、至陽上兩個胸椎處即是。
特效按摩 拇指按揉神道5分鐘，以痠脹為度，每日2次，長期堅持可改善神經衰弱等。

身柱　　止咳定喘有奇效

身，身體；柱，支柱。本穴上連頭頂，下通背腰，如一身之支柱，故名。

功效主治 宣肺清熱、寧神鎮咳。主治咳嗽氣喘、身熱、癲癇、消化不良。
腧穴位置 在脊柱區，第三胸椎棘突下凹陷中、後正中線上。
快速取穴 由平肩胛下角之椎體垂直向上摸四個椎體、其下緣凹陷處即是。
特效按摩 拇指按揉本穴3～5分鐘，以痠脹為度，每日2次，長期堅持可改善神經衰弱、癔症等。

陶道　改善心情常可按

陶，陶冶；道，通道。比喻臟腑之氣彙聚於督脈，由此路上升，故名。

功效主治　解表清熱、截瘧寧神。主治發熱、潮熱、瘧疾、頭痛、脊強、癲癇。

腧穴位置　在脊柱區，第一胸椎棘突下凹陷中、後正中線上。

快速取穴　頸背交界處椎體的最高點、垂直向下一個椎體，其下緣凹陷處即是。

特效按摩　拇指點按本穴，或拍法作用於此區域，以痠脹或微微發紅為度，可緩解頸
　　　　　部不適。

★ 大椎　消除氣喘，緩解頸痛

頸背部以第七頸椎棘突隆起最高，所以稱為「大椎」。

功效主治　清熱解表、截瘧止癇。主治發熱、瘧疾、盜汗、咳嗽氣喘、癲癇、小兒驚風、
　　　　　感冒、畏寒、風疹、頭項強痛、頸椎病、落枕、中暑、發熱。

腧穴位置　在脊柱區，第七頸椎棘突下凹陷中、後正中線上。

快速取穴　頸背交界處椎體的最高點，其下緣凹陷處即是。

特效按摩　①指掐本穴至輕微疼痛1～3分鐘，可緩解咽喉疼痛。②以拇指斜向上按壓
　　　　　30秒後放開，重複幾次，可消除氣喘、緩解頸痛。

啞門　突然失音的急救穴

啞，音啞。本穴為治啞要穴，故名。

功效主治　散風息風、開竅醒神。主治急性喉炎、舌強不語、癲癇、頭痛、項強、中風、
　　　　　腰痛。

腧穴位置　在頸後區，第二頸椎棘突上際凹陷中、後正中線上。

快速取穴　後髮際正中直上0.5寸處即是。

特效按摩　①拇指點按本穴3～5分鐘，以痠脹為度，可治療頭痛、頸肌痙攣等。
　　　　　②以拇指向下直按30秒後放開，重複按幾次，用於突然失音和後頭痛。

風府　感冒來時別忘它

風，風邪；府，處所。本穴為治風邪之處，故名。

功效主治　散風息風、通關開竅。主治頭痛、眩暈、項強、中風不語、半身不遂、癲狂、
　　　　　目痛、鼻出血、咽喉腫痛、過敏性鼻炎。

腧穴位置　在頸後區，枕外隆凸直下、兩側斜方肌之間凹陷中。

快速取穴　正坐，頭稍仰使項部斜方肌鬆弛，從項後髮際正中上推至枕骨而止即是。

特效按摩　拇指按揉本穴5～10分鐘，以痠脹為度，可改善風寒感冒的初期症狀。

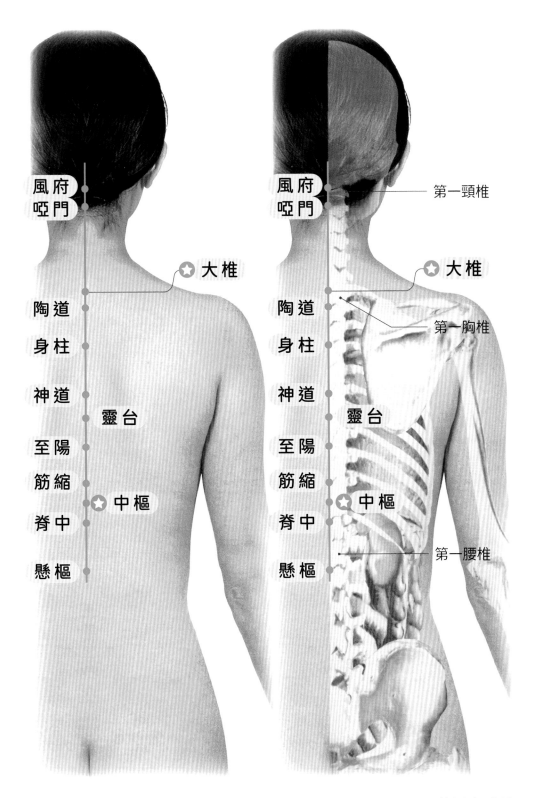

風府
啞門

第一頸椎

大椎

陶道

身柱

神道

靈台

至陽

筋縮

中樞

脊中

懸樞

風府
啞門

第一頸椎

大椎

陶道

第一胸椎

身柱

神道

靈台

至陽

筋縮

中樞

脊中

第一腰椎

懸樞

腦戶　即刻減輕頭痛感

穴近枕骨大孔，為腦的門戶，故名。

功效主治 醒神開竅、平肝息風。主治頭痛、後頭部神經痛、項強、眩暈、癲癇。
腧穴位置 在頭部，枕外隆凸的上緣凹陷中。
快速取穴 後正中線與枕外隆凸的上緣交點處的凹陷中、橫平玉枕處即是。
特效按摩 拇指或掌根按揉腦戶5～10分鐘，以痠脹為度，每日2次，可減輕眩暈。

強間　提升睡眠品質

強，堅硬；間，中間。枕骨甚堅，穴當其中，故名。

功效主治 醒神寧心、平肝息風。主治頭痛、目眩、項強、癲癇、失眠、高血壓、低血壓。
腧穴位置 在頭部，後髮際正中直上4寸。
快速取穴 枕部可摸到一突出的隆起（枕外隆凸），在該隆起的上緣可觸及一凹陷，凹陷沿正中線向上2橫指處即是。
特效按摩 拇指點按強間3～5分鐘，以痠脹為度，每日1～2次，可調理心煩、失眠。

後頂　頭痛、眩暈可按它

穴在頭頂，當百會穴之後，故名。

功效主治 醒神安神、息風止痙。主治頭痛、項強、眩暈、癲癇。
腧穴位置 在頭部，後髮際正中直上5.5寸。
快速取穴 百會向後1.5寸處即是。
特效按摩 拇指點按本穴5分鐘，以痠脹為度，每日1～2次，可改善頸項肌肉痙攣。

⭐ 百會　迅速提升陽氣

穴在頭頂，為一身之宗，百神所會，故名。

功效主治 息風醒腦、升陽固脫。主治頭痛、眩暈、中風失語、癲狂、癲癇、失眠、健忘、脫肛、子宮脫垂、陰道脫垂、久瀉、高血壓、臟器下垂。
腧穴位置 在頭部，前髮際正中直上5寸。
快速取穴 取兩耳尖連線與頭正中線相交處、按壓有凹陷處即是。
特效按摩 本穴為諸陽之會，拇指按揉本穴5～10分鐘，以痠脹為度，可改善腦供血不足，提高學習效率等。

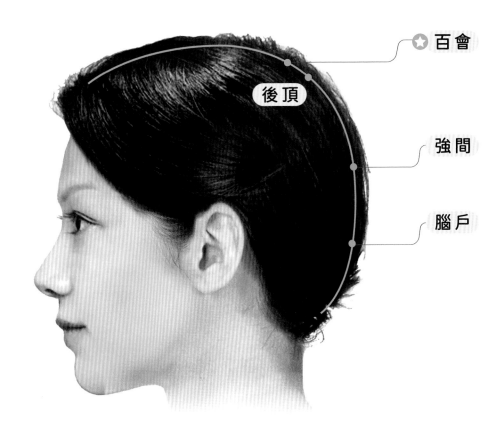

⭐ 百會

後頂

強間

腦戶

前頂　解決頭暈、頭痛

穴在頭頂部，當百會穴之前，故名。

功效主治 息風醒腦、寧神鎮靜。主治頭痛、項強、中風偏癱、癲癇、目赤腫痛、鼻竇炎。

腧穴位置 在頭部，前髮際正中直上3.5寸。

快速取穴 百會與囟會連線的中點處即是。

特效按摩 拇指按揉本穴5～10分鐘，以痠脹為度，可治療小兒驚風、高血壓、中風偏癱等。

囟會　鎮靜安神療效好

囟，顱囟；會，會合。穴當前囟所在處，故名。

功效主治 安神醒腦、清熱消腫。主治頭痛、眩暈、鼻竇炎、鼻出血、癲癇、面赤。

腧穴位置 在頭部，前髮際正中直上2寸。

快速取穴 從前髮際正中直上3橫指處即是。

特效按摩 拇指或食指按揉本穴5～10分鐘，以痠脹為度，每日1～2次，有一定的鎮靜作用。

上星　五官疾病試試它

星者，人之七竅。穴居面部七竅之上方，故名。

功效主治 息風清熱、寧神通鼻。主治鼻竇炎、鼻出血、頭痛、眩暈、癲狂、發熱、瘧疾。

腧穴位置 在頭部，前髮際正中直上1寸。

快速取穴 從前髮際正中直上拇指1橫指處即是。

特效按摩 拇指按揉本穴5分鐘，以痠脹為度，可改善五官病症，如目赤腫痛、鼻竇炎、鼻出血、額竇炎等。

⭐ 神庭　頭昏時候常來按

庭，庭前廣場。腦為元神之府，面為神之庭，穴居其上，故名。

功效主治 寧神醒腦、降逆平喘。主治頭痛、眩暈、失眠、癲癇、鼻淵、顏面神經麻痺。

腧穴位置 在頭部，前髮際正中直上0.5寸。

快速取穴 從前髮際正中直上拇指1橫指、拇指指甲中點處即是。

特效按摩 拇指按揉本穴5分鐘，以痠脹為度，可緩解頭暈、目眩、鼻淵、鼻炎、流淚、目赤腫痛、夜盲等。

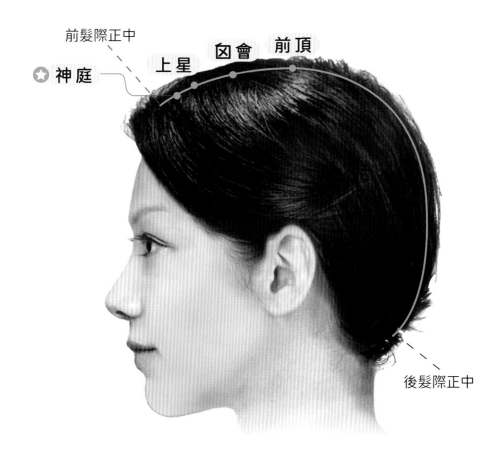

前髮際正中

神庭

上星

囟會 前頂

後髮際正中

素髎　驚厥、昏迷的急救穴

素，白色；髎，骨縫。肺開竅於鼻，五色屬白，本穴正位鼻尖之正中，故名。

功效主治　除溼降濁。主治鼻塞、鼻出血、酒糟鼻、目痛、驚厥、昏迷、窒息。

腧穴位置　在面部，鼻尖的正中央。

快速取穴　在面部鼻尖的正中央（最高點處）即是。

特效按摩　拇指用稍大力量掐按本穴。驚厥、昏迷時，按壓本穴有急救作用。

水溝　昏迷急救，止腰中痛

喻穴處如溝渠，承接下流之涕水，故名。又名人中，取立於鼻下狹而長似人立之意。

功效主治　醒神開竅、清熱息風。主治昏迷、暈厥、中風、癲狂、抽搐、口眼歪斜、牙痛、
　　　　　鼻塞、鼻出血、牙關緊閉、糖尿病、黃疸、遍身水腫、小兒驚風。

腧穴位置　在面部，人中溝的上1/3與中1/3交點處。

快速取穴　面部人中溝上1/3處，用力按壓有痠脹感處即是。

特效按摩　①拇指掐按本穴，直至甦醒為止，無效者立即就醫。②急性腰扭傷時按揉
　　　　　本穴，並同時緩慢活動腰部，直至腰部疼痛消失、活動度正常為止。

兌端　牙痛、鼻塞就揉它

兌，指口；端，人中溝唇端。本穴在唇上端，故名。

功效主治　清熱散風、開竅醒神。主治口眼歪斜、鼻出血、癲疾、昏厥。

腧穴位置　上唇尖端，上唇結節的中點。

快速取穴　仰臥，面部人中溝下端的皮膚與上唇的交界處即是。

特效按摩　拇指掐按本穴至痠脹，每日2次，可緩解牙痛、鼻塞。

⭐ 印堂　安神入眠

屬經外奇穴。在額部，當兩眉頭之中間。

功效主治　清頭明目、通鼻開竅。主治頭痛、眩暈、失眠、小兒驚風、鼻塞、目痛。

腧穴位置　在頭部，兩眉毛內側端中間的凹陷中。

快速取穴　左右攢竹連線的中點處即是。

特效按摩　拇指指腹緩慢平穩按揉本穴3～5分鐘，可緩解緊張情緒，改善睡眠。

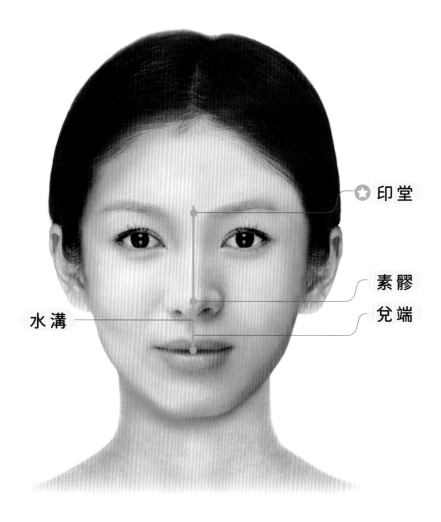

印堂

素髎

兌端

水溝

齦交　預防下身水腫

穴在唇內齒上齦縫內，為任、督、足陽明三陽交會之所，故名。

功效主治 寧神鎮靜、清熱消腫。主治牙齦腫痛、鼻出血、癲狂、腰痛、痔瘡。

腧穴位置 在上唇內，上唇繫帶與上齒齦的交點。

快速取穴 正坐仰頭，提起上唇，於上唇繫帶與齒齦的移行處即是。

特效按摩 用舌頭向本穴頂，刺激本穴，有助於促進身體水分循環，預防下身水腫。

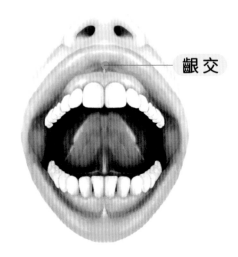

齦交

· PART III ·
經外奇穴與
兒童按摩特定穴

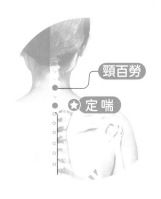

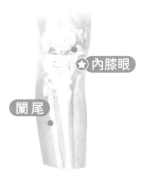

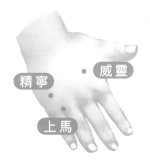

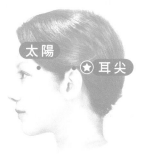

⭐ 四神聰　頭痛、健忘多點按

功效主治 鎮靜安神、清頭明目、醒腦開竅。主治頭痛、眩暈、失眠、健忘、癲癇、癡呆。

腧穴位置 在頭部，百會前後左右各旁開1寸，共4穴。

快速取穴 先確定百會，再由百會向前後左右各1橫指處即是。

特效按摩 用食指指腹點按本穴3～5分鐘，以痠脹為度，可緩解頭痛、健忘、失眠等。

當陽　頭痛、暈眩揉當陽

功效主治 疏風通絡、清頭明目。主治偏正頭痛、眩暈、目赤腫痛。

腧穴位置 在頭部，瞳孔直上、前髮際上1寸。

快速取穴 直視前方，沿瞳孔垂直線從前髮際向上1橫指處即是。

特效按摩 用食指指腹按揉本穴3～5分鐘，每日2次，可有效改善偏正頭痛、神經性頭痛、眩暈等。

魚腰　目脹痠痛效果佳

功效主治 鎮驚安神、疏風通絡。目赤腫痛、目翳、眼瞼下垂、眼瞼痙攣、高血壓。

腧穴位置 在頭部，瞳孔直上、眉毛中。

快速取穴 直視前方，從瞳孔直上眉毛中即是。

特效按摩 ①點按本穴3～5分鐘，以痠脹感出現為效佳，可改善目脹痠痛。②眉棱骨痛者，以拇指指腹點按魚腰10分鐘，而後用食指橈側刮眉棱骨20次。

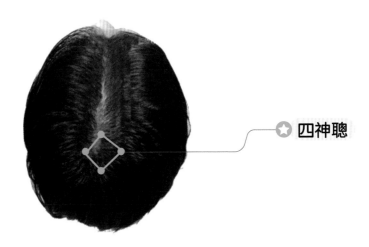

★ 四神聰

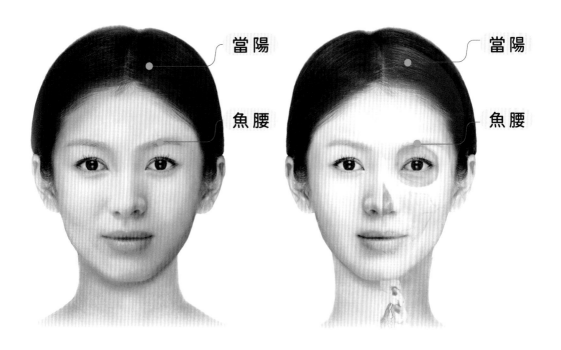

當陽　　　　　　　　　　　　　　當陽

魚腰　　　　　　　　　　　　　　魚腰

⭐ 太陽　有效調節腦神經

功效主治　清肝明目、通絡止痛。主治頭痛、目疾、牙痛、頭暈、神經衰弱、假性近視。
腧穴位置　在頭部，眉梢與目外眥之間、向後約1橫指的凹陷中。
快速取穴　目外眥與眉梢連線、向後1橫指處即是。
特效按摩　用食指指腹點按本穴3～5分鐘，以痠脹感出現為佳，可有提神醒腦之功效，
　　　　　亦可改善近視、目赤腫痛、視神經萎縮等。

⭐ 耳尖　緩解偏正頭痛

功效主治　清熱祛風、解痙止痛。主治目赤腫痛、目翳、瞼腺炎、咽喉腫痛。
腧穴位置　在耳區，在外耳輪的最高點。
快速取穴　將耳廓折向前方、耳廓上方的尖端處即是。
特效按摩　揉搓本穴200次，每日1次，以局部透熱為佳，可清熱祛風、解痙止痛，也
　　　　　可緩解偏正頭痛。

球後　防治眼疾

功效主治　清熱明目。主治目疾。
腧穴位置　在面部，眶下緣外1/4與內3/4交界處。
快速取穴　承泣的稍外上方處即是。
特效按摩　用食指指尖按揉本穴3～5分鐘，每日堅持按摩，可以緩解眼部疾病，如近
　　　　　視、斜視、青光眼等。

⭐ 上迎香　專治鼻部病症

功效主治　清利鼻竅、通絡止痛。主治鼻塞、鼻竇炎、目赤腫痛、迎風流淚、頭痛。
腧穴位置　在面部，鼻翼軟骨與鼻甲的交界處、近鼻翼溝上端處。
快速取穴　鼻側，鼻唇溝上端盡處即是。
特效按摩　點按本穴3～5分鐘，以痠脹為度，可有效緩解鼻部病症，也可減輕頭痛。

內迎香　預防鼻炎

功效主治　清熱通竅。主治鼻疾、目赤腫痛。
腧穴位置　在鼻孔內，鼻翼軟骨與鼻甲交界的黏膜處。
快速取穴　與上迎香相對處的鼻黏膜上即是。
特效按摩　按揉本穴3～5分鐘，每日3次，可有效輔助治療鼻炎，對目赤腫痛、頭痛
　　　　　也有很好的功效。

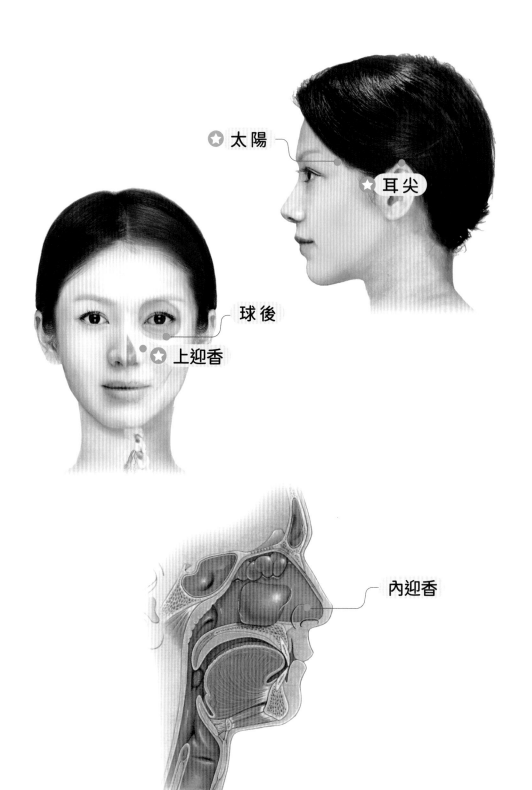

太陽

耳尖

球後

上迎香

內迎香

聚泉　味覺減退就按它

功效主治　清散風熱、袪邪通竅。主治舌強、舌緩、食不知味、糖尿病、氣喘。
腧穴位置　在口腔內，舌背正中縫的中點處。
快速取穴　張口伸舌，在口腔內、舌背正中縫的中點處即是。
特效按摩　本穴不宜按摩。

⭐ 海泉　主治口腔炎症

功效主治　袪邪開竅、生津止渴。主治舌體腫脹、舌緩不收、糖尿病。
腧穴位置　在口腔內，舌下繫帶中點處。
快速取穴　張口，舌捲上翹、抵上顎，在口腔內舌下繫帶中點處即是。
特效按摩　本穴不宜按摩。

金津　中暑昏迷可刺它

功效主治　清泄熱邪、生津止渴。主治舌強不語、口瘡、嘔吐、糖尿病。
腧穴位置　在口腔內，舌下繫帶左側的靜脈上。
快速取穴　張口，將舌向上轉捲至後方，可見舌繫帶兩旁的靜脈青筋隱約處、左側即是。
特效按摩　本穴不宜按摩。

玉液　預防口腔疾病

功效主治　清泄熱邪、生津止渴。主治舌強不語、口瘡、嘔吐、糖尿病。
腧穴位置　在口腔內，舌下繫帶右側的靜脈上。
快速取穴　張口，將舌向上轉捲至後方，可見舌繫帶兩旁的靜脈青筋隱約處、右側即是。
特效按摩　本穴不宜按摩

翳明　善治各種眼疾

功效主治　明目聰耳、寧心安神。主治目疾、耳鳴、失眠、頭痛。
腧穴位置　在項部，翳風後1寸。
快速取穴　將耳垂向後按，從正對耳垂的邊緣、按壓有凹陷處、向後拇指1橫指處即是。
特效按摩　①用食指指腹點按本穴3～5分鐘，每日1次，對耳鳴、失眠、頭痛有很好
的功效。②堅持按摩本穴，可以改善各種眼疾症狀。

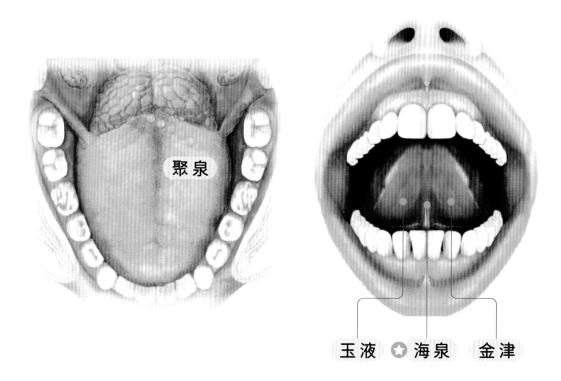

聚泉

玉液 ⭐ 海泉 金津

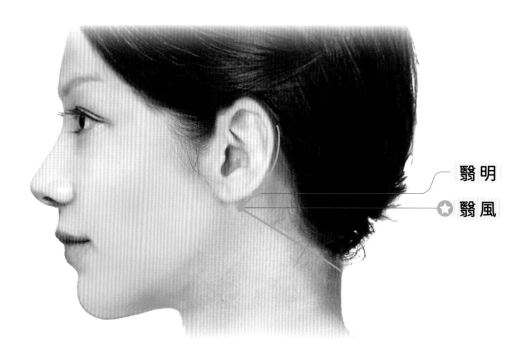

翳明

⭐ 翳風

頸百勞　頸肩不適的剋星

功效主治　滋補肺陰、舒筋活絡。主治頸項強痛、咳嗽氣喘、潮熱、盜汗。
腧穴位置　在項部，第七頸椎棘突直上2寸、後正中線旁開1寸。
快速取穴　在項部，第七頸椎棘突直上2橫指處、旁開1寸處即是。
特效按摩　每日堅持點按本穴3～5分鐘，以痠脹為度，可緩解頸肩部不適。

⭐ 子宮　擺脫女人難言苦惱

功效主治　調經理氣、升提下陷。主治子宮脫垂、不孕、痛經、崩漏、月經不調。
腧穴位置　在下腹部，臍中下4寸、前正中線旁開3寸。
快速取穴　中極旁開4橫指，按壓有痠脹感處即是。
特效按摩　用食指指腹點按或用掌根按揉本穴3～5分鐘，每日2次，長期堅持可有效治療和預防婦科疾病。

⭐ 定喘　即刻緩解咳喘

功效主治　止咳平喘、通宣理肺。主治哮喘、咳嗽、落枕、肩背痛、上肢疼痛不舉。
腧穴位置　在脊柱區，橫平第七頸椎棘突下、後正中線旁開0.5寸。
快速取穴　大椎旁開0.5寸即是。
特效按摩　①用食指指腹點按本穴3～5分鐘，每日2次，可有效治療呼吸系統之病症。
　　　　　②肩部疼痛時，點按本穴至痠脹感為佳，可緩解疼痛。

夾脊　調節臟腑功能

功效主治　調節臟腑功能。①胸1～5夾脊：心肺、胸部及上肢疾病。②胸6～12夾脊：主治胃腸、脾、肝、膽疾病。③腰1～5夾脊：主治下肢疼痛，腰、骶、小腹部疾病。④輔助治療高血壓。
腧穴位置　在脊柱區，第一胸椎至第五腰椎棘突下兩側，後正中線旁開0.5寸，一側17穴。
快速取穴　頸背交界處之椎體的最高點（第七頸椎）向下循推分別是第一胸椎（12個胸椎）至第五腰椎（5個腰椎），從各椎棘突下旁開半橫指處即是。
特效按摩　用食指指腹點按本穴3～5分鐘，每日1次，以痠脹感出現為佳，可有效調節全身臟腑功能。

胃脘下俞　治療胰腺炎

功效主治　健脾和胃、理氣止痛。主治胃痛、腹痛、胸脇痛、糖尿病、胰腺炎。
腧穴位置　在脊柱區，橫平第八胸椎棘突下、後正中線旁開1.5寸。
快速取穴　平肩胛骨下角之椎體再往下推一個椎體，其下緣旁開2橫指處即是。
特效按摩　用食指指腹點按本穴3～5分鐘，以痠脹為度，對緩解胰腺炎症狀有很好的功效。

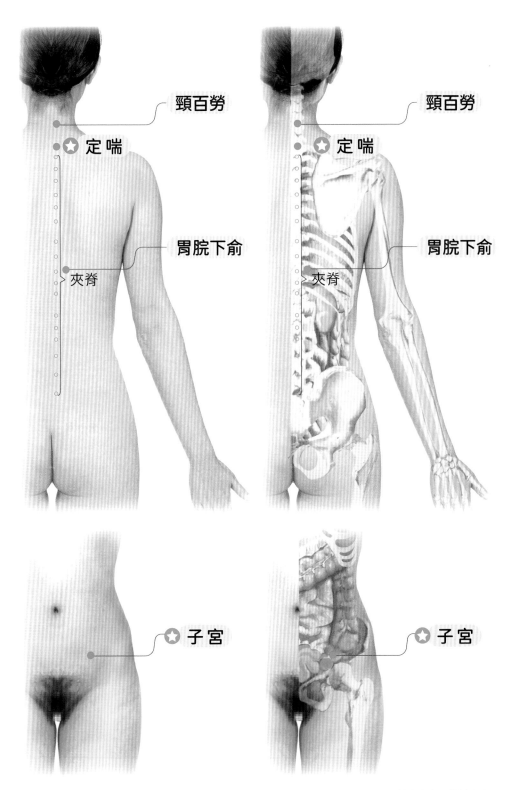

頸百勞

定 喘

胃脘下俞

夾脊

頸百勞

定 喘

胃脘下俞

夾脊

子 宮

子 宮

痞 根　胃部病症效果佳

功效主治　健脾和胃、理氣止痛。主治腰痛、腹部腫塊、內臟腫瘤。
腧穴位置　在腰區，橫平第一腰椎棘突下、後正中線旁開3.5寸。
快速取穴　肓門外0.5寸處即是。
特效按摩　用食指指腹點按本穴3～5分鐘，每日1次，可輔助治療胃痙攣、胃炎、肝
　　　　　炎等。

下極俞　壯腰能手

功效主治　強腰健腎。主治腰痛、小便不利、遺尿。
腧穴位置　在腰區，第三腰椎棘突下。
快速取穴　命門下一個棘突處即是。
特效按摩　用食指指腹點按本穴3～5分鐘，每日1次，以痠脹為度，對腰肌勞損有特效。

腰 宜　強腰益腎有高招

功效主治　強腰益腎。主治腰痛、小便不利、遺尿。
腧穴位置　在腰區，橫平第四腰椎棘突下、後正中線旁開3寸。
快速取穴　大腸俞外1.5寸處即是。
特效按摩　用食指指腹點按本穴3～5分鐘，每日2次，有強腰益腎之功，可輔助治療
　　　　　腰痛、脊柱強直。

⭐ 腰 眼　腰痛當然找腰眼

功效主治　強腰健腎。主治婦人血崩、腰痛、脊柱強直。
腧穴位置　在腰區，橫平第四腰椎棘突下、後正中線旁開約3.5寸凹陷中。
快速取穴　直立時，約橫平腰陽關兩側、呈現的圓形凹陷中即是。
特效按摩　用食指指腹點按本穴3～5分鐘，每日1次，以痠脹為佳，可減輕腰痛、腹痛。

十七椎　胎位不正最有功

功效主治　強腰益腎。主治腰骶痛、痛經、崩漏、月經不調、遺尿。
腧穴位置　在腰區，第五腰椎棘突下凹陷中。
快速取穴　腰陽關下一個棘突處即是。
特效按摩　點揉十七椎3～5分鐘，以痠脹為佳，對胎位不正有很好的效果。

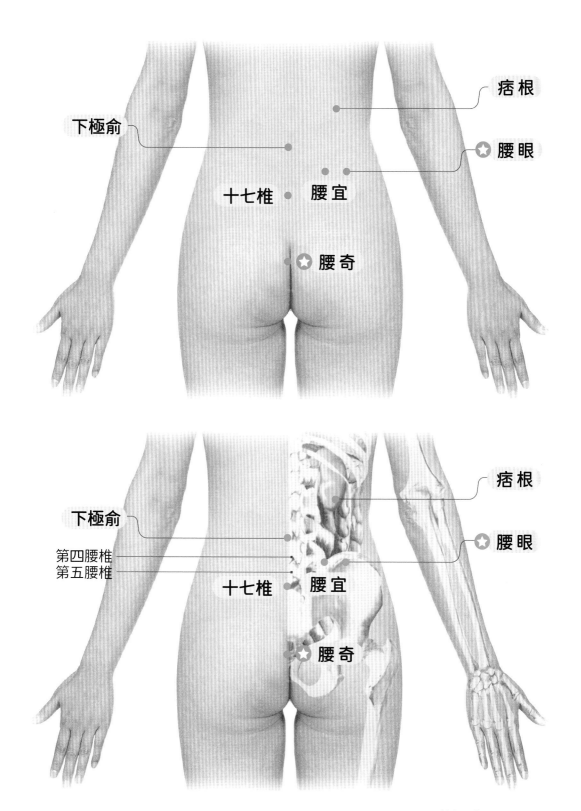

痞根

下極俞

⭐ 腰眼

十七椎

腰宜

腰奇

痞根

下極俞

第四腰椎

第五腰椎

⭐ 腰眼

腰宜

十七椎

⭐ 腰奇

⭐ 腰奇　治痔瘡就找它 ....

功效主治　防痔瘡、止便祕。主治便祕、癲癇、失眠、頭痛。

腧穴位置　在骶區，尾骨端直上2寸、骶角之間凹陷中。

快速取穴　尾骨端直上3橫指凹陷處即是。

特效按摩　點按本穴3～5分鐘，每日2次，以痠脹為佳，是治療痔瘡之要穴。

肘尖　防治頸淋巴結核 ....

功效主治　化瘀消腫。主治癰疽、疔瘡、頸淋巴結核。

腧穴位置　在肘後區，尺骨鷹嘴的尖端。

快速取穴　屈肘，尺骨鷹嘴突起之尖端處即是。

特效按摩　按揉本穴3～5分鐘，以痠脹為度，每日2次，可有效防治淋巴結核。

二白　治療痔瘡脫肛的要穴 ....

功效主治　調和氣血、提肛消痔。主治痔瘡、脫肛、前臂痛、胸脅痛。

腧穴位置　在前臂前區，腕掌側遠端橫紋上4寸、橈側腕屈肌腱的兩側，一肢2穴。

快速取穴　屈腕會呈現兩條肌腱，其中一個穴點在間使後1寸的兩腱間，另一穴點則在
　　　　　橈側腕屈肌腱的橈側。

特效按摩　用食指指腹點按本穴3～5分鐘，以痠脹為度，每日2次，可提肛消痔，對
　　　　　防治痔瘡脫肛有很好的功效。

中泉　治哮喘效果佳 ....

功效主治　理氣寬胸、調和氣血。主治胸脅脹滿、咳嗽氣喘、胃脘疼痛、掌心發熱。

腧穴位置　在前臂後區，腕背側遠端橫紋上、指總伸肌腱橈側的凹陷中。

快速取穴　陽溪與陽池連線的中點處即是。

特效按摩　用食指指腹點按本穴3～5分鐘，以出現痠脹感為佳，每日2次，可防治哮喘。

中魁　止嘔、止反胃的要穴 ....

功效主治　疏通活絡、降逆和胃。主治牙痛、鼻出血、反胃、嘔吐。

腧穴位置　在手指，中指背面、近側指間關節的中點處。

快速取穴　在中指背側第二指骨關節橫紋中點即是。

特效按摩　①呃逆時，用食指指腹點按本穴至痠脹透熱感為上佳，能緩解呃逆。②以手
　　　　　指向下直按30秒後放開，重複按摩幾次，可止嘔、止反胃。

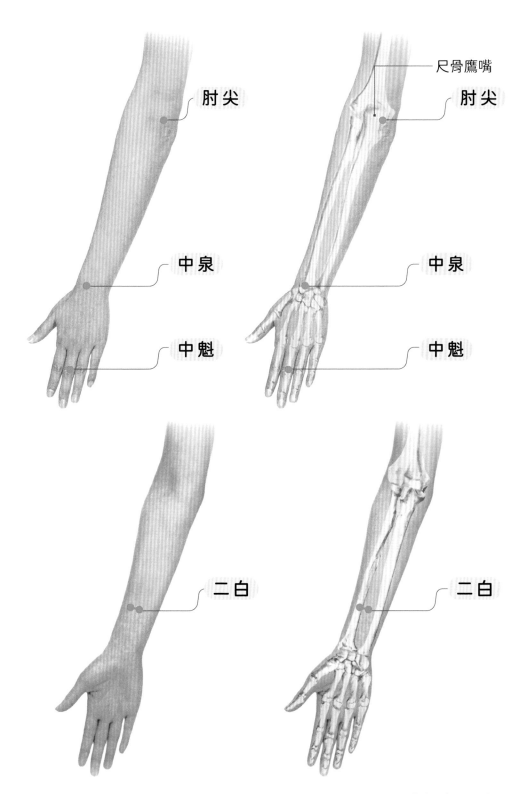

肘尖

尺骨鷹嘴

肘尖

中泉

中泉

中魁

中魁

二白

二白

大骨空　退翳明目

功效主治　祛風瀉火、退翳明目。主治目痛、目翳、吐瀉、鼻出血。
腧穴位置　在手指，拇指背面、指間關節的中點處。
快速取穴　在拇指指關節背側中點、當橫紋上即是。
特效按摩　用食指指腹點按本穴3～5分鐘，每日2次，以痠脹為度，可退翳明目。

小骨空　治目赤腫痛

功效主治　明目止痛。主治目赤腫痛、目翳、咽喉腫痛。
腧穴位置　在手指，小指背面、近側指間關節的中點處。
快速取穴　在小指背側第二指骨關節、橫紋中點處即是。
特效按摩　點按本穴3～5分鐘，每日2次，以痠脹為佳，可有效治療目赤腫痛。

腰痛點　急性腰扭傷就點它

功效主治　舒經活絡、化瘀止痛。主治急性腰扭傷。
腧穴位置　在手背，第二、三掌骨間及第四、五掌骨間，腕背側遠端橫紋與掌指關節的
　　　　　中點處，一手兩穴。
快速取穴　伏掌，一穴在手背第二、三掌骨間當掌骨長度之中點，另一穴在手背第四、
　　　　　五掌骨間當掌骨長度之中點。
特效按摩　用食指指腹或肘尖點按本穴3～5分鐘，每日1次，以痠脹透熱感出現為佳，
　　　　　可有效治療急性腰扭傷。

外勞宮　落枕找外勞宮

功效主治　理氣和中、通經活絡、祛風止痛。主治落枕、手指麻木、手指屈伸不利。
腧穴位置　在手背，第二、三掌骨間，掌指關節後0.5寸（指寸）凹陷中。
快速取穴　與勞宮前後相對處即是。
特效按摩　落枕發作時，用食指指尖關節點按對側外本穴3～5分鐘，以痠脹透熱為度，
　　　　　同時活動頸部能有效緩解疼痛，以及改善頸部的活動度。

八邪　頭痛、咽痛可找它

功效主治　祛風通絡、清熱解毒。主治煩熱、目痛、毒蛇咬傷、手指麻木、小兒厭食。
腧穴位置　在手背，第一到五指間，指蹼緣後方赤白肉際處，左右共8穴。
快速取穴　微握拳，第一到五指間縫紋端凹陷中即是。其中，第四、五指間處即液門。
特效按摩　用食指指間關節點按本穴3～5分鐘，以痠脹為度，可疏通局部氣血，緩解
　　　　　頭痛、咽痛。

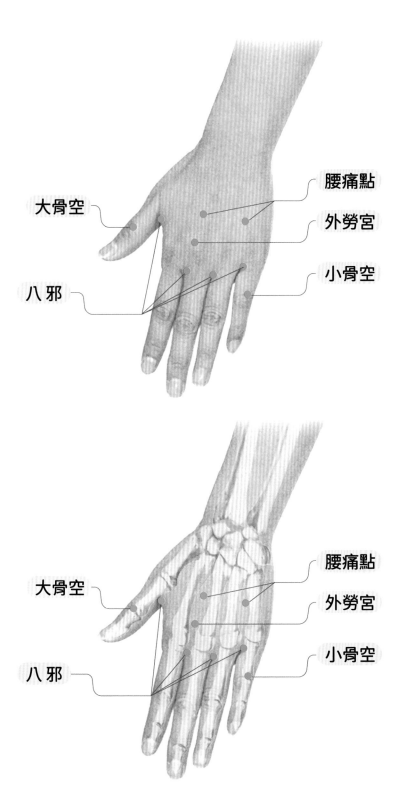

大骨空

八邪

腰痛點

外勞宮

小骨空

大骨空

八邪

腰痛點

外勞宮

小骨空

四縫　告別小兒食積

功效主治　消食導滯、祛痰化積。主治小兒疳積、腹瀉、百日咳、氣喘、咳嗽、蛔蟲病。
腧穴位置　在手指，第二到五指掌面的近側指間關節橫紋的中央，一手4穴。
快速取穴　第二至第五指的第二指關節橫紋的中點處即是。
特效按摩　本穴可刺絡放血，不宜按摩。

十宣　降低中風者腦壓

功效主治　清熱開竅。主治昏迷、高熱、昏厥、中暑、癲癇、咽喉腫痛。
腧穴位置　在手指，十指尖端、距指甲游離緣0.1寸（指寸），左右共10穴。
快速取穴　在手十指尖端，距指甲游離緣0.1寸處即是。
特效按摩　按摩本穴時，用拇指的指甲用力反覆重掐，以有痠痛感為主，刺激總時間每次以不超過5分鐘為宜。也可選用牙籤等物品，以適當的力量進行按壓，時間3～5分鐘，視個人感覺可稍加長時間，可降低中風者的腦壓。

髖骨　治膝關節炎就找它

功效主治　祛風溼、清熱。主治結核性關節炎、下肢痿痹。
腧穴位置　在股前區，梁丘兩旁各1.5寸，一肢兩穴。
快速取穴　坐位，大腿前面下部、梁丘兩旁各1.5寸處。
特效按摩　用食指指腹點按本穴3～5分鐘，以痠脹為度，可有效防治膝關節炎。

⭐ 鶴頂　下肢無力按按它

功效主治　通利關節。主治膝關節痠痛、腿足無力、結核性關節炎。
腧穴位置　在膝前區，髕底中點的上方凹陷中。
快速取穴　屈膝，在髕骨上緣正中可觸及一凹陷處即是。
特效按摩　用食指指腹點按本穴3～5分鐘，以痠脹為佳，每日2次，可防治膝關節痛，緩解下肢無力。

百蟲窩　止皮膚搔癢

功效主治　祛風、驅蟲、止癢。主治皮膚搔癢、風疹、溼疹、瘡瘍、蛔蟲病。
腧穴位置　在股前區，髕底內側端上3寸。
快速取穴　屈膝，血海上1寸處即是。
特效按摩　用食指指腹點按本穴3～5分鐘，每日2次，以痠脹為度，可輔助治療皮膚搔癢。

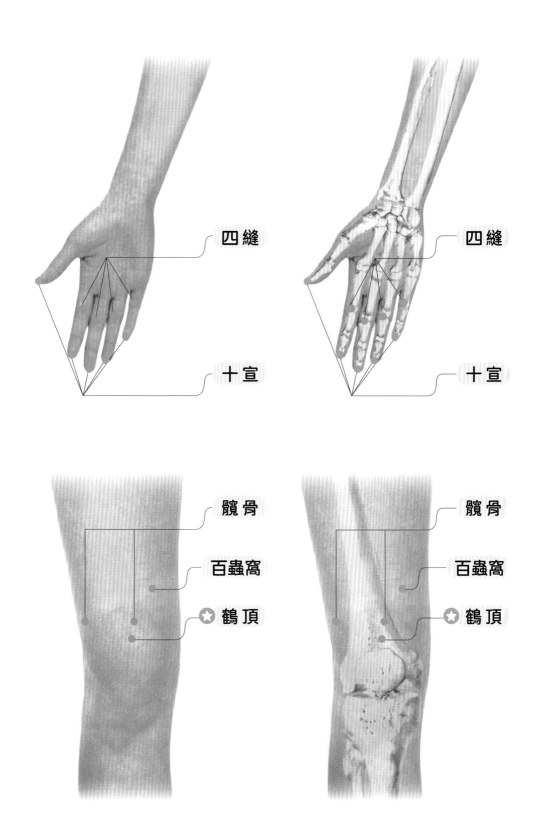

四縫

十宣

四縫

十宣

髕骨

百蟲窩

★ 鶴頂

髕骨

百蟲窩

★ 鶴頂

⭐ 內膝眼　治療膝關節炎 ···

功效主治　活血通絡、通利關節。主治膝腫痛、膝骨性關節炎。
腧穴位置　在膝部，髕韌帶內側凹陷處的中央。
快速取穴　與犢鼻內外相對處即是。
特效按摩　點按本穴3～5分鐘，以痠脹透熱為度，每日2次，可預防和治療膝關節炎。

膽囊　膽囊炎的急用穴 ···

功效主治　利膽通腑。主治急、慢性膽囊炎、膽石症、膽絞痛、膽道蛔蟲症。
腧穴位置　在小腿外側，腓骨小頭直下2寸。
快速取穴　在陽陵泉下2寸、左右之壓痛明顯處即是。
特效按摩　本穴是膽囊炎急用穴。以拇指向下按壓30秒後放開，重複幾次；或握空拳
　　　　　敲打數分鐘，可緩解膽囊炎疼痛。

闌尾　闌尾炎找闌尾 ···

功效主治　清熱解毒、化瘀通腑。主治急、慢性闌尾炎。
腧穴位置　在小腿外側，髕韌帶外側凹陷下5寸，脛骨前脊外1橫指（中指）。
快速取穴　上巨虛上1寸處即是。
特效按摩　點按或握空拳敲打本穴3～5分鐘，每日2次，以痠脹為佳，可輔助治療闌
　　　　　尾炎。

外踝尖　舒筋活絡止拘急 ···

功效主治　舒筋活絡。主治十趾拘急、小腿外側肌肉拘緊疼痛、牙痛、重舌。
腧穴位置　在踝區，外踝的最凸起處。
快速取穴　外踝的最高點處即是。
特效按摩　點按本穴3～5分鐘，每日1次，以痠脹為度，長期堅持可有效防治十趾拘急。

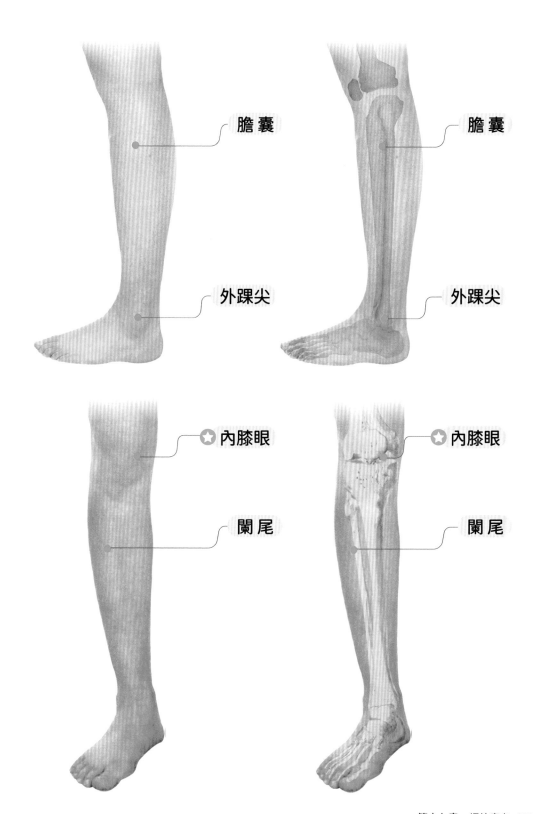

膽囊

膽囊

外踝尖

外踝尖

⭐ 內膝眼

⭐ 內膝眼

闌尾

闌尾

內踝尖　遠端取穴治牙痛 ··

功效主治　舒筋活絡。主治乳蛾（扁桃腺發炎）、牙痛、小兒不語、霍亂轉筋。
腧穴位置　在踝區，內踝的最凸起處。
快速取穴　內踝之最高點處即是。
特效按摩　點按本穴3～5分鐘，每日1次，以痠脹為度，可止牙痛。

⭐ **八 風**　足部腫痛選八風 ··

功效主治　祛風通絡、清熱解毒。主治趾痛、足背腫痛、足趾麻木。
腧穴位置　在足背，第一到五趾間趾蹼緣後方、赤白肉際處，左右共8穴。
快速取穴　於足五趾各趾間縫紋頭盡處即是。
特效按摩　揉搓本穴至穴位脹紅痠痛為佳，可祛風通絡、清熱解毒，有效止牙痛等。

獨 陰　緩解心絞痛 ··

功效主治　調理衝任。主治胸脇痛、心絞痛、嘔吐、胞衣不下、月經不調、疝氣。
腧穴位置　在足底，第二趾的蹠側遠端趾間關節的中點。
快速取穴　仰足，在第二足趾掌面的遠端趾關節橫紋中點處即是。
特效按摩　用食指指腹點按本穴3～5分鐘，以痠脹為度，可緩解心絞痛。

氣 端　中風急救按氣端 ··

功效主治　鎮痙舒筋。主治足趾麻木、足背紅腫疼痛、卒中（中風）。
腧穴位置　在足趾，十趾端的中央、距趾甲游離緣0.1寸（指寸），左右共10穴。
快速取穴　在足十趾尖端取穴，左右共10穴。
特效按摩　點揉本穴至局部發紅痠痛為佳，可緩解足痛，也是中風急症的急救穴。

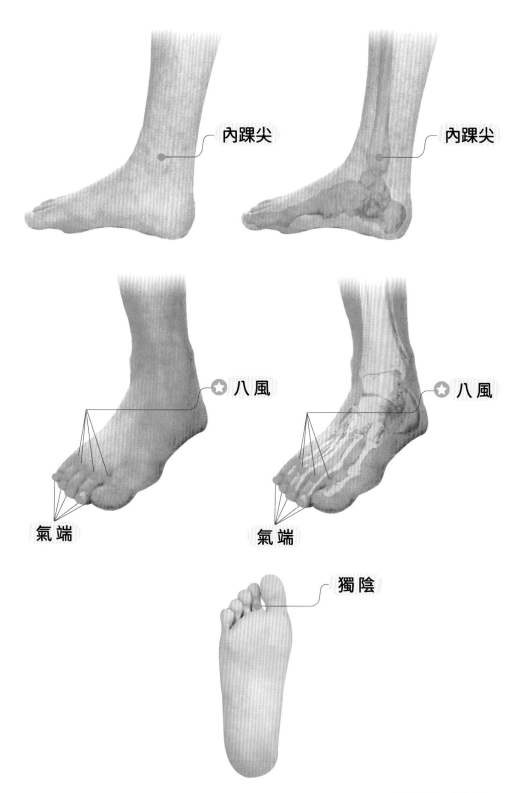

小兒按摩時常用到一些兒童特有的穴位，這些穴位被稱為特定穴。這些穴位不僅有「點」狀，還有「線」狀及「面」狀，且以兩手居多，正所謂「小兒百脈匯於兩掌」。

坎宮　疏風解表推坎宮

功效主治　疏風解表、醒腦明目、止頭痛。主治感冒、發熱、抽搐、癲癇、頭痛、目赤痛。

腧穴位置　自眉頭起、沿眉向眉梢成一橫線。

特效按摩　從眉心向額上交替直推，稱「開天門」，推30～50次。與攢竹、太陽合用，可治療外感發熱。與肝經、小天心、天河水合用，可治療目赤腫痛。

天門（攢竹）　鎮靜安神推天門

功效主治　發汗解表、鎮靜安神、開竅醒神。主治發熱、頭痛、感冒、精神萎靡、驚恐不安。

腧穴位置　兩眉中間至前髮際線成一直線。

特效按摩　用拇指指腹按揉50～100次，或兩拇指自下而上交替直推。與坎宮、太陽合用可治療風寒感冒。與五指節、肝經、百會合用，可治療小兒煩躁不安。

耳後高骨　緩解煩燥有奇效

功效主治　疏風解表、安神除煩。主治頭痛、抽搐、癲癇、煩躁不安。

腧穴位置　耳後入髮際高骨下凹陷中。

特效按摩　兩拇指或中指按揉30～50次，可緩解神昏煩躁等。與坎宮、太陽、天門合用，可治療感冒頭痛。

天柱骨　噁心、嘔吐找天柱骨

功效主治　降逆止嘔、祛風散寒。主治嘔吐、噁心、頸項強痛、發熱、抽搐、癲癇。

腧穴位置　頸後髮際正中至大椎成一直線。

特效按摩　可用湯匙稍沾水後由上向下刮，或用拇指或食指由上向下推按，可緩解噁心、嘔吐。配中脘、橫紋推向板門，可治療嘔吐；配風池、二扇門，可治療外感發熱、頸項強痛。

天門 --- 坎宮 ---

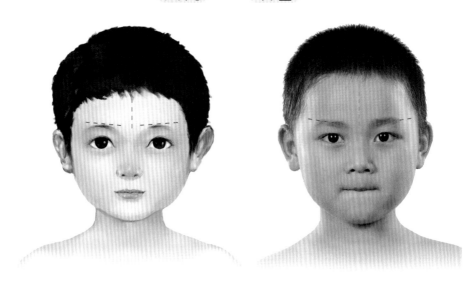

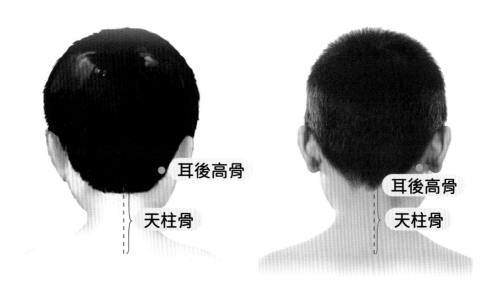

耳後高骨

天柱骨

耳後高骨

天柱骨

乳根　胸悶、咳嗽尋乳根 ··

功效主治　寬胸理氣、止咳化痰。主治咳嗽氣喘。

腧穴位置　乳下 2 分。

特效按摩　中指指端揉本穴，可治療胸悶、咳嗽、痰鳴、嘔吐等。常配乳旁共用，以食、
中兩指同時操作。

乳旁　痰鳴、嘔吐最有功 ··

功效主治　寬胸理氣、止咳化痰。主治胸悶、咳嗽、痰鳴、嘔吐。

腧穴位置　乳頭外旁開0.2寸。

特效按摩　中指指端揉乳旁20～50次，可治療胸悶、咳嗽、痰鳴、嘔吐等。常配乳根
共用，以食、中兩指同時操作。

脅肋　順氣化痰搓脅肋 ··

功效主治　順氣化痰、除胸悶、開積聚。主治脅痛、胸悶、疳積、氣急痰喘、肝脾腫大。

腧穴位置　從腋下兩脅至天樞處。

特效按摩　以兩手掌從兩脅腋下搓摩至天樞處，50～100次，多用於小兒由於食積、痰
壅、氣逆所致的胸悶、腹脹等。多與捏脊相配合，治療小兒食積。中氣下陷、
腎不納氣者慎用。

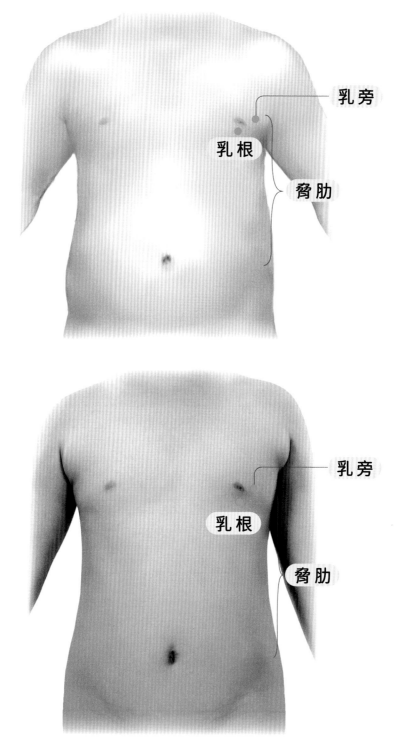

乳旁

乳根

脅肋

乳旁

乳根

脅肋

腹　小兒厭食分推腹 ···

功效主治　健脾和胃、理氣消食。主治腹痛、腹脹、嘔吐、泄瀉、便祕、消化不良。

腧穴位置　腹部。

特效按摩　沿肋弓角邊緣或自中脘至臍，向兩旁分推100～200次；以掌或四指摩腹5
　　　　　分鐘。對於小兒腹瀉、嘔吐、噁心、便祕、腹脹、厭食等消化功能紊亂病症
　　　　　效果較好。常與捏脊、按揉足三里合用，為小兒常用保健手法。

丹田　培腎固本屬丹田 ···

功效主治　培腎固本、溫補下元、分清別濁。主治少腹痛、遺尿（尿床）、脫肛、小便赤
　　　　　少。

腧穴位置　小腹部（臍下2寸與3寸之間）。

特效按摩　或揉或摩，揉50～100次，摩5分鐘，臨床上常與推三關、揉外勞宮等合用，
　　　　　可用於小兒腹痛、疝氣、遺尿、脫肛等。

肚角　小兒腹痛效果佳 ···

功效主治　止腹痛。主治腹脹、腹痛、瀉痢。

腧穴位置　臍下2寸，前正中線旁開2寸。

特效按摩　用拇、食、中三指做拿法，3～5次，常與丹田合用，對小兒腹痛效果顯著。
　　　　　對各種原因引起的腹痛均可應用，特別對寒痛、傷食痛效果更佳。

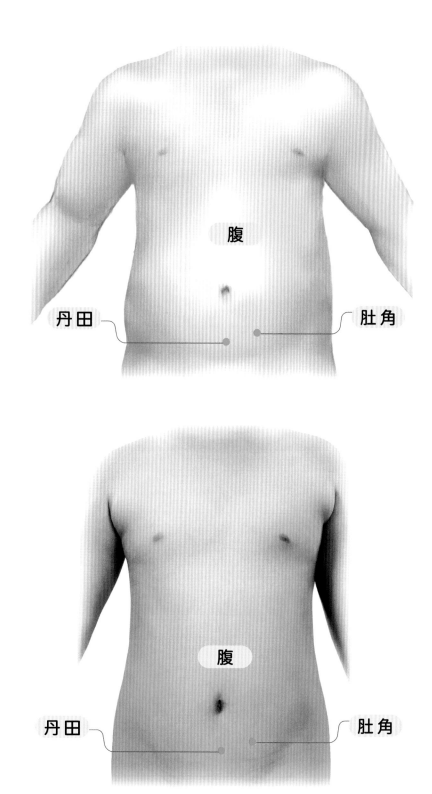

腹

丹田

肚角

腹

丹田

肚角

脊 柱　疳積、腹瀉可捏脊

功效主治　調陰陽、理氣血、和臟腑、通經絡、培元氣、清熱。主治發熱、感冒、腹瀉、腹痛、噁心、嘔吐、營養不良、便祕、抽搐、癲癇、夜啼、脫肛、遺尿等。

腧穴位置　大椎至長強呈一直線。

特效按摩　用食、中二指面自上而下推，推100～300次。然後，自下而上捏脊，一般捏3～5遍，每捏3下、再將背脊皮提一下，捏3～5次。常與補脾經、補腎經、推三關、摩腹、按揉足三里等配合應用，用於小兒疳積、腹瀉等。

七節骨　氣虛下陷最有功

功效主治　溫陽止瀉、泄熱通便。主治泄瀉、便祕、腹脹、脫肛。

腧穴位置　第四腰椎至尾椎骨端（長強）成一直線。

特效按摩　用拇指橈側面或食、中二指面自下向上或自上向下直推，推100～300次，能泄熱通便，用於腸熱便祕、痢疾等。常與按揉百會、揉丹田等合用治療氣虛下陷的脫肛、遺尿等。

龜 尾　揉龜尾理大腸

功效主治　調理大腸。主治泄瀉、痢疾、便祕、脫肛、遺尿。

腧穴位置　尾骨骨端。

特效按摩　拇指指端或中指指端揉100～300次，有調理大腸之功效。常與揉臍、推七節骨配合使用，治療腹瀉、便祕等。

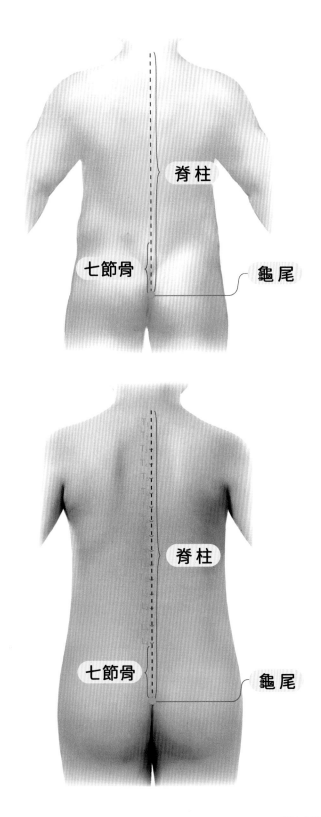

脊柱

七節骨

龜尾

脊柱

七節骨

龜尾

脾 經　小兒脾疾推脾經

功效主治　補脾經能健脾胃、補氣血；清脾經能清熱利溼、化痰止嘔。主治傷食（飲食不當，損傷脾胃）、腹瀉、便祕、嘔吐、痢疾、食慾不振、黃疸、精神萎靡。

腧穴位置　拇指橈側緣，自指尖至指根赤白肉際處。

特效按摩　小兒拇指屈曲，循拇指橈側緣向指根方向直推為補，稱為「補脾經」；由指根向指端方向直推為清，稱為「清脾經」。補脾經可治療食慾不振、肌肉消瘦、消化不良等。清脾經用於溼熱薰蒸、皮膚發黃、噁心、嘔吐、腹瀉、痢疾等。

肝 經　小兒肝疾推肝經

功效主治　肝瀉火、息風鎮驚、解鬱除煩。主治煩躁不安、五心煩熱、口苦咽乾、頭痛、頭暈、目赤、抽搐、癲癇。

腧穴位置　食指指腹。

特效按摩　自指尖向食指掌面末節指紋方向直推為補，稱為「補肝經」；自食指掌面末節指紋推向指尖為清，稱為「清肝經」。可推100～500次。清肝經常用於驚風、抽搐、煩躁不安、五心煩熱等。肝經一般宜清不宜補。

心 經　小兒心疾推心經

功效主治　清心經可清心瀉火；補心經可養心安神。主治高熱神昏、五心煩熱、口舌生瘡、小便赤澀、心煩不安。

腧穴位置　中指指腹。

特效按摩　自指尖向中指掌面末節指紋方向直推為補，稱為「補心經」；自中指掌面末節指紋向指尖方向直推為清，稱為「清心經」。可推100～500次。清心經常用於高熱神昏、面赤口瘡、小便短赤等。心經宜清不宜補。與清天河水、清小腸等合用，清心火效更佳。

肺 經　小兒肺疾推肺經

功效主治　補肺經可補益肺氣；清肺經可宣肺清熱、疏風解表、化痰止咳。主治感冒、發熱、咳嗽氣喘、胸悶、脫肛、虛汗怕冷。

腧穴位置　無名指指腹。

特效按摩　自指尖向無名指掌面末節指紋方向直推為補，稱為「補肺經」；自環指掌面末節指紋向指間方向直推為清，稱為「清肺經」。可推100～500次。補肺經常用於肺氣虛損、咳嗽氣喘、虛汗怕冷等；清肺經用於感冒發熱及咳嗽氣喘、痰鳴等。

腎 經　小兒腎疾推腎經

功效主治　補腎經可補腎益腦、溫養下元；清腎經可清利下焦熱。主治腎虛腹瀉、遺尿、
　　　　　虛喘、先天不足、久病體虛、小便赤澀。
腧穴位置　小指至掌根尺側邊緣成一直線。
特效按摩　自指根向指尖方向直推為補，稱為「補腎經」；自指尖向指根方向直推為清，
　　　　　稱為「清腎經」。可推100～500次。補腎經用於先天不足、久病體虛、久
　　　　　瀉、多尿、遺尿、虛汗喘息等；清腎經用於膀胱蘊熱、小便赤澀等。

小 腸　清熱利尿推小腸

功效主治　清熱利尿。主治水瀉、遺尿、小便赤澀、尿閉、口舌糜爛。
腧穴位置　小指尺側邊緣，自指尖到指根成一直線。
特效按摩　自指尖直推向指根為補，稱為「補小腸」；自指根推向指尖，稱為「清小腸」。
　　　　　可推100～300次。清小腸多用於小便短赤不利、尿閉、水瀉等。補小腸多
　　　　　用於多尿、遺尿。

大 腸　腸腑病症尋大腸

功效主治　補大腸可澀腸固脫、溫中止瀉；清大腸可清利腸腑、除溼熱、導積滯。主
　　　　　治泄瀉、痢疾、便祕、脫肛、腹痛。
腧穴位置　食指橈側緣，自食指指尖至虎口成一直線。
特效按摩　從食指指尖推向虎口為補，稱為「補大腸」；從虎口推向食指指尖，稱為「清
　　　　　大腸」。可推100～300次。補大腸多用於虛寒腹瀉、脫肛等。清大腸多用
　　　　　於溼熱、積食滯留腸道、痢下赤白、大便祕結等。

腎 紋　小兒目疾揉腎紋

功效主治　祛風明目、散瘀結。主治高熱、目赤腫痛、鵝口瘡。
腧穴位置　手掌面，小指第二指間關節關節橫紋處。
特效按摩　中指或拇指端按揉，稱為「揉腎紋」。可推100～500次。揉腎紋可治療高
　　　　　熱、呼吸氣涼、手足逆冷等。

腎 頂　小兒汗證最有功

功效主治　收斂元氣、固表止汗。主治盜汗、自汗、小兒囟門應合不合。
腧穴位置　小指指端。
特效按摩　以中指或拇指指端按揉腎頂，可推100～500次。對自汗、盜汗或大汗淋漓
　　　　　不止等，均有一定的療效。

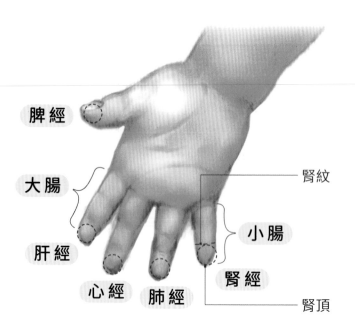

脾經

大腸

肝經

心經　肺經

腎紋

小腸

腎經

腎頂

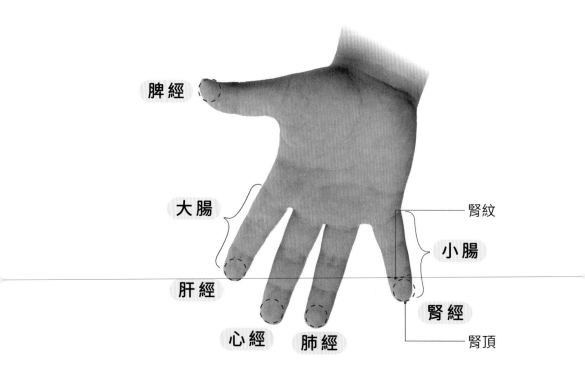

脾經

大腸

肝經

心經　肺經

腎紋

小腸

腎經

腎頂

四橫紋　小兒食積效果佳

功效主治　掐四橫紋可退熱除煩、散瘀結；推四橫紋可調中行氣、和氣血、消脹滿。
　　　　　主治腹脹痛、消化不良、抽搐、癲癇、疳積（營養不良）。
腧穴位置　掌面食、中、無名、小指第一指間關節橫紋處。
特效按摩　拇指指甲掐揉，稱為「掐四橫紋」；食指併攏，從食指橫紋處推向小指橫紋
　　　　　處，稱為「推四橫紋」。掐5次，推100～300次。與補脾經、揉中脘等合用，
　　　　　可治療疳積、腹脹、氣血不和、消化不良等。

小橫紋　退熱散結效果宜

功效主治　退熱、消脹、散結。主治口瘡、唇裂、煩躁、腹脹。
腧穴位置　掌面食、中、無名、小指掌指關節橫紋處。
特效按摩　以拇指指甲掐，稱「掐小橫紋」；拇指側推，稱「推小橫紋」。掐5次，推
　　　　　100～300次，可治療口瘡、腹脹等。

掌小橫紋　掌小橫紋清散結

功效主治　清熱散結、寬胸宣肺、化痰止咳。主治口舌生瘡、痰熱喘咳、百日咳、肺炎、
　　　　　流涎。
腧穴位置　掌面小指根下，尺側掌紋頭。
特效按摩　中指和拇指端按揉100～500次，常與推掌小橫紋合用，治療肺部乾溼性囉音。

胃　經　胃好身體好

功效主治　健脾胃、助運化、和胃降逆。主治煩渴善饑、食慾不振、嘔噁、呃逆、吐血、
　　　　　鼻出血。
腧穴位置　拇指掌面近掌端第一節。
特效按摩　自指根向掌根方向推，稱「補胃經」；自掌根推向指根方向，稱作「清胃經」。
　　　　　補胃經常與脾經、中脘、摩腹、足三里合用，治療小兒消化不良；清胃經
　　　　　常與大腸、天柱骨、天樞、下七節骨合用，治療小兒腹脹、嘔吐等。

板　門　厭食不再困擾

功效主治　健脾和胃、消食化滯。主治食慾不振、食積、腹脹、嘔吐、腹瀉、呃逆。
腧穴位置　手掌大魚際平面。
特效按摩　用拇指指腹揉大魚際平面50～100次。與五經紋、小橫紋合用，常用治小
　　　　　兒食慾不振等。

內勞宮　與煩熱說再見

功效主治　清熱除煩、清虛熱。主治發熱、口瘡、齒齦糜爛、虛煩內熱。

腧穴位置　掌中心。屈指時，中指與無名指指端之間中點。

特效按摩　用拇指或中指指腹揉本穴100～300次。與小腸、心經、天河水等同用，可治療小兒口舌生瘡。

小天心　清熱瀉火的小明星

功效主治　清熱、鎮驚、利尿、明目。主治煩躁不安、癲癇、抽搐、目赤痛、小便赤澀。

腧穴位置　手掌面大小魚際肌交接處凹陷中。

特效按摩　用中指腹或食指腹揉本穴100～150次。與心經、天河水、肝經配合，可治療目赤腫痛、口舌生瘡等。

總筋　若是實熱找總筋

功效主治　清心經熱、散結止痙、調暢氣機。主治癲癇、抽搐、夜啼、口舌生瘡。

腧穴位置　掌後橫紋中點。

特效按摩　拇指指腹按揉本穴100～300次，或用指甲掐本穴3～5次。與天河水、心經、老龍等合用，對夜啼、驚風有一定的療效。

大橫紋　平衡陰陽功效卓

功效主治　平衡陰陽、調和氣血、行滯消食。主治腹瀉、腹脹、痢疾、寒熱往來、嘔吐、食積、煩躁不安、痰結、咳嗽。

腧穴位置　仰掌，掌面橫紋。靠近拇指端稱作「陽池」，靠近小指端稱作「陰池」。

特效按摩　雙手拇指指腹從掌後橫紋中央向兩側分推，稱作「分陰陽」；自兩側向總筋處合推，稱「合陰陽」。各推30～50次，可治療乳食積滯、腹脹。

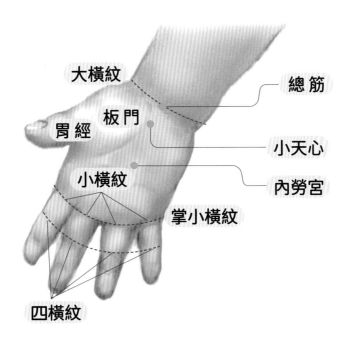

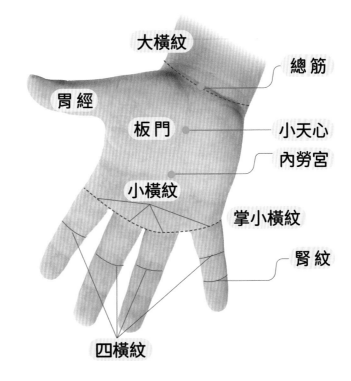

端正　止瀉須知左端正

功效主治　利溼止瀉。主治嘔吐、泄瀉、痢疾、鼻出血、抽搐、癲癇。

腧穴位置　中指指甲根兩側赤白肉際處。橈側稱左端正，尺側稱右端正。

特效按摩　用拇指掐本穴3～5次，或揉本穴50次。與脾經、大腸配合，治療小兒水瀉；與胃經、橫紋、板門合用，治療噁心、嘔吐。

老龍　開竅醒神掐老龍

功效主治　開竅醒神。主治抽搐、癲癇、高熱、昏迷不醒。

腧穴位置　中指指甲後一分處。

特效按摩　掐中指指甲後一分處3～5次，或至醒為止。急驚風時，可掐老龍。掐時若小兒感覺疼痛則預後較好，反之，難治。

五指節　促進智力發育

功效主治　安神鎮驚、祛風開竅。主治抽搐、癲癇、驚恐不安、吐涎、咳嗽。

腧穴位置　掌背五指第一指關節。

特效按摩　用拇、食二指從小指或拇指依次揉之，每指20～50次。與內八卦、膻中配合，可治療胸悶、咳嗽。

二扇門　體虛外感快速揉

功效主治　發汗透表、退熱平喘。主治癲癇、抽搐、身熱無汗、感冒。

腧穴位置　掌背中指指根兩側凹陷處。

特效按摩　用兩拇指掐之後揉3～5次，用食、中二指指腹揉本穴100～500次。與腎頂、脾經、腎經配合，多用於體虛外感風寒。

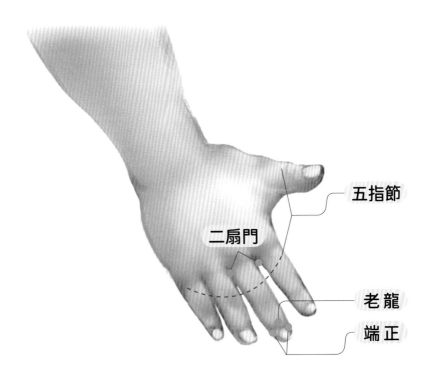

五指節

二扇門

老 龍

端 正

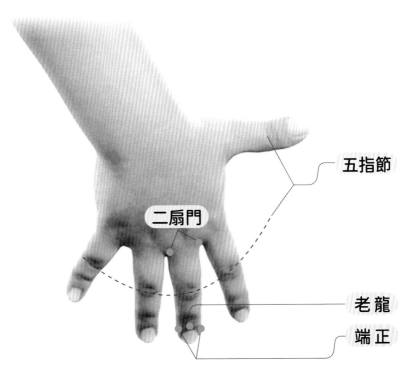

五指節

二扇門

老 龍

端 正

上馬 改善煩躁有奇功

功效主治 滋陰補腎。主治小便赤澀、消化不良、腹痛、體虛、喘咳、脫肛、遺尿。

腧穴位置 手背無名指與小指掌指關節後凹陷處。

特效按摩 用拇指掐本穴3～5次，揉之300～500次。與小橫紋合用，可治療肺部感染。

威靈 突然昏迷它來救

功效主治 開竅醒神。主治抽搐、癲癇、頭痛、昏迷不醒。

腧穴位置 手背外勞宮旁、第二、三掌骨間。

特效按摩 令小兒掌背向上，用拇指指甲掐本穴5次，或者掐後稍揉，醒後停止。昏迷不醒時，常同精寧配合，加強療效。

精寧 化痰行氣掐一掐

功效主治 行氣、化痰、破結。主治疳積、痰喘、乾嘔。

腧穴位置 手背外勞宮旁、第四、五掌骨間。

特效按摩 令小兒掌背向上，用拇指指甲掐本穴5次。常與脾經、三關、捏脊同用，治療痰喘、乾嘔等。

膊陽池 感冒頭痛揉揉看

功效主治 解表清熱、通絡止痛。主治大便祕結、小便赤澀、感冒頭痛。

腧穴位置 前臂，尺骨與掌骨之間、與內間使相對處。

特效按摩 用拇指指甲掐本穴3～5次，然後揉它，或揉本穴300～500次，治療小兒感冒頭痛有一定的療效。

一窩風 溫中行氣一窩風

功效主治 溫中行氣、除痹痛。主治關節痹痛、腹痛、腸鳴、傷風感冒。

腧穴位置 手背腕橫紋正中凹陷處。

特效按摩 拇指指腹按揉本穴100～300次。常與肚角、三關、中脘同用，治療食積腹痛。

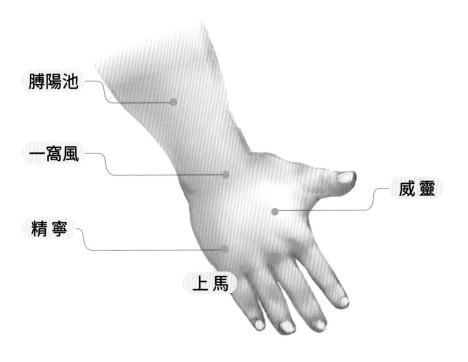

膊陽池

一窩風

威靈

精寧

上馬

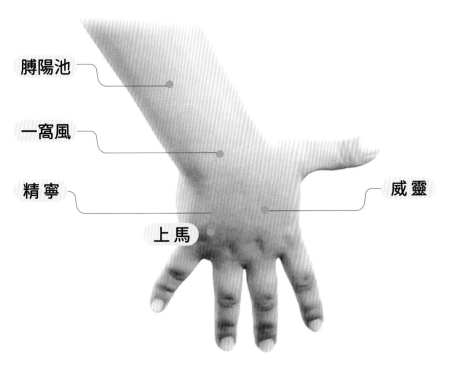

膊陽池

一窩風

精寧

威靈

上馬

三關　風寒感冒推三關

功效主治　溫陽散寒、補氣行氣、發汗解表。主治氣血虛弱、陽虛肢冷、腹痛、泄瀉、風寒感冒、疹出不透。

腧穴位置　前臂橈側緣、太淵至曲池成一條直線。

特效按摩　用拇指指腹從腕橫紋推向肘100～500次。與肺經、攢竹合同，可治療風寒感冒。

六腑　清熱涼血退六腑

功效主治　清熱解毒、涼血。主治高熱、抽搐、癲癇、咽喉腫痛、熱痢、大便乾燥。

腧穴位置　前臂尺側，陰池至鷹嘴突處成一條直線。

特效按摩　用拇指指腹從肘橫紋推向腕橫紋100～500次。與脾經配合，用於止汗；與三關同用，有助於清熱。

天河水　感冒發熱常找它

功效主治　清熱解表、瀉火除煩。主治外感發熱、高熱、煩躁不安、口渴、抽搐、癲癇。

腧穴位置　前臂正中，總筋至洪池成一條直線。

特效按摩　用食指、中指指腹自腕橫紋推或輕拍向肘橫紋100～300次。與攢竹、坎宮、太陽配合，治療風熱感冒；與心經、六腑同用，治療夜啼。

箕門　清熱利尿效果好

功效主治　利尿、清熱。主治小便赤澀、尿閉、尿滯留。

腧穴位置　在大腿內側，膝蓋上緣至腹股溝成一條直線。

特效按摩　拇指指腹自膝蓋內上推至腹股溝100～300次。與丹田、三陰交配合，可治療尿滯留。

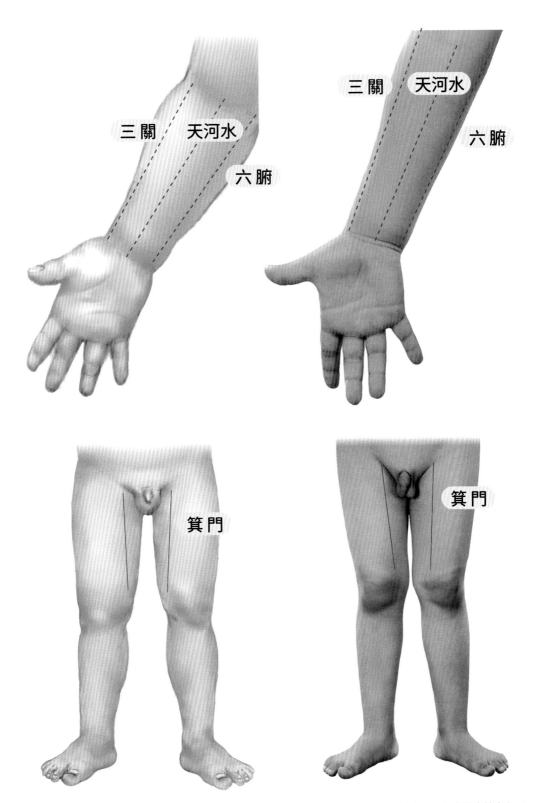

附錄 穴名筆畫索引

國家圖書館出版品預行編目資料

（圖解版）經絡按摩療癒手冊/吳明霞編著. -- 初版. -- 臺中市：
晨星出版有限公司, 2024.06
　　面；　公分. --（健康百科；69）

ISBN 978-626-320-846-9(平裝)
1.CST: 經絡療法 2.CST: 經穴 3.CST: 按摩

413.915　　　　　　　　　　　　　　　113006046

健康百科 69

【圖解版】
經絡按摩療癒手冊

可至線上填回函！

作者	吳明霞 編著
主編	莊雅琦
執行編輯	洪　絹
校對	洪　絹、黃嘉儀
網路編輯	黃嘉儀
封面設計	吳孟寰
美術編排	吳孟寰

創辦人｜陳銘民
發行所｜晨星出版有限公司
　　　　407台中市西屯區工業30路1號1樓
　　　　TEL：04-23595820　FAX：04-23550581
　　　　E-mail：service@morningstar.com.tw
　　　　http://star.morningstar.com.tw
　　　　行政院新聞局局版台業字第2500號
法律顧問｜陳思成律師
初版｜西元2024 年06月01日

讀者服務專線｜TEL：02-23672044／04-23595819#230
讀者傳真專線｜FAX：02-23635741／04-23595493
讀者專用信箱｜service@morningstar.com.tw
網路書店｜http://www.morningstar.com.tw
郵政劃撥｜15060393（知己圖書股份有限公司）

印刷｜上好印刷股份有限公司

定價 590 元
ISBN　978-626-320-846-9